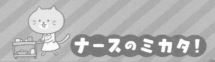

ナースのミカタ！

現場ですぐに役立つ 検査値の読み方

西崎クリニック院長
聖路加国際病院人間ドック科顧問
西崎 統 監修

ナツメ社

検査についての知識を深め
臨床の現場で役立てましょう

　血液検査や腫瘍マーカーをはじめ、CT、内視鏡検査など、医療の現場ではさまざまな検査が行われています。

　これらの検査で得られたデータは、患者さんの身体状況を把握するために必要不可欠なものです。

　患者さんに最も身近で寄り添う看護師にとって、これらの検査が何を調べるために行われ、検査結果はどのような状態を示しているものなのか、きちんと知っておくことは大切です。

　本書では、第1章で「パニック値」、第2章に「ルーチン検査（基本的な検査）」、第3章では「ルーチン検査に追加する検査」という形でまとめてあります。さらに第4章では感染症検査までを網羅し、各種検査の目的、基準値と異常値の範囲、異常値が出た場合に考えられる疾患などがひと目でわかるよう簡潔にまとめました。

　また、パニック値・ルーチン検査については実際の事例をなるべく多く紹介しながら詳しく解説してあります。

　巻末には、日常の看護の現場で知っておくと役立つ、数式、欧文略語、看護用語の一覧も掲載してあります。

　本書は、医療現場におけるさまざまな場面で取り出してすぐに使えるようポケットサイズになっています。検査時だけでなく、患者さんやご家族への説明などの際にも本書がお役に立てれば幸いです。

西崎　統

＊各医療施設の理念や検査方法、また医師の判断などにより、基準値やパニック値はそれぞれ異なります。自分が所属する施設での数値を確認、把握するようにしておくことが大切です。

本書の使い方

● **検査内容**
何のために行われる検査かを紹介

● **検査項目**
臨床現場で利用されることの多い検査項目をピックアップ

● **基準値**
臨床の現場で広く用いられている数値をもとにした基準値を掲載

血液生化学検査
serum total protein, total protein

血清総タンパク〈TP〉

栄養状態や肝・腎機能を評価するうえで欠かせない検査

検査方法　採血後、血液凝固防止剤を入れて遠心分離機にかけ、血清からタンパクを取り出して調べる

異常値を示すおもな疾患や原因

★**高タンパク血症**：
多発性骨髄腫、悪性腫瘍、膠原病、原発性マクログロブリン血症、慢性肝疾患、肝硬変、慢性炎症性疾患、粘液水腫など

★**その他**：脱水症など

高

基準値 **6.5～8.0 g/dL**

低

★**低タンパク血症**：
急性肝炎、肝硬変、劇症肝炎などの肝障害。ネフローゼ症候群、急性腎炎、吸収不全症候群、タンパク漏出性胃腸症、びまん性皮膚炎、熱傷、慢性炎症疾患、甲状腺機能亢進症、全身浮腫、腹水など

★**その他**：
栄養摂取不足、悪液質、急性感染症、腸吸収不全症候群、妊娠など

● **検査方法**
おもな検査方法を紹介

● **異常値を示すおもな疾患や原因**
異常値が出た場合に疑われる疾患や、異常を引き起こしていると考えられる原因などを解説

● **欄外**
各項目に関連する「用語解説」、「関連項目」、「単位の読み方」

60　用語解説▶g/dL：グラムパーデシリットル

2

● **この検査について**
何のために行う検査か、検査物質の体内での役割などを解説

● **知っておきたいこと**
検査に際しておさえておきたいポイントを解説

この検査について

- 血清総タンパク（TP）は、ヒトの血清中のタンパク成分の総称を表す。
- 血清タンパクは、浸透圧を維持したり、活性物質を必要な臓器まで輸送したりするなど、多くの働きをしている。
- 肝機能に障害があると、血清タンパクの産生に異常をきたすことから、肝機能を反映する検査として重視される。
- タンパク質の経口摂取不足による栄養障害や、ネフローゼ症候群では低値を示す。
- 血清総タンパクが低下した場合は、浮腫や腹水がみられ、自覚症状としては易疲労感が生じる。
- TPとともに血清アルブミン（▶p62）を調べることが多い。

知っておきたいこと

高値 8.5g/dL以上を高タンパク血症という。
低値 6.0g/dL以下を低タンパク血症という。
年齢 TPは20歳代で最も高い。
女性 妊娠中は低値を示す。

2 ルーチン検査
血液生化学検査
血清総タ

● **ここがポイント！**
検査を行うときの注意点や、患者さんをケアするときのポイントなどの基礎知識を解説

注意すべきTPの変動

- 臥位よりも立位のほうが、TPが高くなる。
- 20歳代で最も高く、加齢とともにTPは低下する。
- 夏よりも冬のほうが、TPが高くなる。

▶ 用語解説 ▶**臥位**：寝た状態の体位。

61

3

検査の前に

序章

- 静脈血採血 ……………………… 10
- 動脈血採血・毛細血管採血 …… 17
- 採血管と抗凝固剤 ……………… 18
- 検体の保存 ……………………… 21
- 尿検体の種類と採取法 ………… 24
- 糞便検査 ………………………… 26
- 穿刺液 …………………………… 27

パニック値

第1章

- 基準範囲とは …………………… 30
- パニック値とは ………………… 32
- パニック値の実際 ……………… 34

ルーチン検査（基本的な検査）

第2章

- 血球計数 白血球数〈WBC〉 …………… 42
- 血球計数 白血球像（分画）…………… 44
- 血球計数 赤血球数〈RBC〉 …………… 46
- 血球計数 ヘモグロビン〈Hb〉 ………… 48
- 血球計数 ヘマトクリット〈Ht〉 ……… 49
- 血球計数 赤血球指数 …………………… 50
- 血球計数 血小板数〈Plt〉 ……………… 52
- 止血・血栓 プロトロンビン時間〈PT〉 … 54
- 止血・血栓 活性化部分トロンボプラスチン時間〈APTT〉 ……………… 56
- 止血・血栓 フィブリノゲン …………… 57
- 止血・血栓 フィブリン／フィブリノゲン分解産物〈FDP〉 ……………… 58
- 止血・血栓 D-ダイマー ………………… 59
- 血液生化学 血清総タンパク〈TP〉 …… 60
- 血液生化学 血清アルブミン〈Alb〉 …… 62
- 血液生化学 アルブミン／グロブリン比〈A/G比〉 ……………………… 64
- 血液生化学 AST/ALT …………………… 66
- 血液生化学 乳酸脱水素酵素〈LD, LDH〉 ………………… 68
- 血液生化学 クレアチンキナーゼ〈CK, CPK〉 ………………… 70
- 血液生化学 ALP（アルカリフォスファターゼ）……………………… 72
- 血液生化学 γ-GT（γ-GTP）…………… 74
- 血液生化学 コリンエステラーゼ〈ChE〉… 76
- 血液生化学 総ビリルビン／直接ビリルビン／間接ビリルビン ……… 78
- 血液生化学 総コレステロール／LDLコレステロール〈LDL-C〉／HDLコレステロール〈HDL-C〉 ……… 80
- 血液生化学 血清尿酸〈UA〉 …………… 82
- 血液生化学 血中尿素窒素〈BUN〉 …… 83
- 血液生化学 クレアチニン〈Cr〉 ……… 84
- 血液生化学 推算糸球体濾過量〈eGFR〉… 87
- 血液生化学 血糖 ………………………… 88
- 血液生化学 HbA1c（グリコヘモグロビン）… 90
- 血液生化学 ナトリウム〈Na〉 ………… 92
- 血液生化学 カリウム〈K〉……………… 94
- 血液生化学 クロール〈Cl〉 …………… 96
- 免疫血清 C反応性タンパク〈CRP〉 … 98
- 尿 尿量 ………………………………… 100
- 尿 尿の外観 …………………………… 101
- 尿 尿比重 ……………………………… 102
- 尿 尿pH ………………………………… 103
- 尿 尿糖 ………………………………… 104
- 尿 尿タンパク ………………………… 105
- 尿 尿潜血反応 ………………………… 106
- 尿 白血球反応 ………………………… 108
- 尿 亜硝酸塩（尿細菌検査）…………… 109
- 尿 尿沈渣 ……………………………… 110
- 糞便 便潜血反応（便中ヒトヘモグロビン）………………… 111
- 検査値と症例 ❶大腸がん ……………… 112
- ❷急性B型肝炎 ………………… 115
- ❸肝硬変 ………………………… 118
- ❹ネフローゼ症候群 …………… 121

4

❺慢性腎不全 ……… 124
❻胆管がん ……… 127
❼尿路感染症 ……… 130

❽敗血症性ショック ……… 133
❾播種性血管内凝固症候群 (DIC) … 138

第3章　ルーチン検査に追加する検査

血液一般 網赤血球数 ……… 142
血液一般 網血小板率／幼若血小板
　比率 (IPF) ……… 143
血液一般 赤血球形態 ……… 144
止血・血栓 可溶性フィブリンモノマー
　複合体 (SFMC) ……… 145
止血・血栓 アンチトロンビン〈AT〉
　……… 145
止血・血栓 トロンビン・アンチトロン
　ビン複合体 (TAT) ……… 146
止血・血栓 トロンボモジュリン〈TM〉
　……… 146
止血・血栓 プロテインC〈PC〉……… 147
止血・血栓 組織プラスミノゲンアク
　チベータ〈t-PA〉……… 147
止血・血栓 プラスミノゲン〈Plg〉… 148
止血・血栓 α2-プラスミンインヒ
　ビター〈α2-PI〉……… 149
止血・血栓 α2プラスミンインヒビター・
　プラスミン複合体 (PIC) ……… 150
血液生化学 血清タンパク分画 ……… 152
血液生化学 免疫電気泳動 (IEP) ……… 153
血液生化学 トランスサイレチン (TTR)
　（プレアルブミン〈PA〉）……… 153
血液生化学 ミオグロビン ……… 154
血液生化学 ミオシン軽鎖 ……… 154
血液生化学 トロポニンI／トロポニンT… 155
血液生化学 心臓型脂肪酸結合タンパク
　〈H-FABP〉……… 156
血液生化学 セルロプラスミン〈Cp〉
　……… 157
血液生化学 ハプトグロビン〈Hp〉… 158
血液生化学 LD (LDH) アイソザイム
　……… 159
血液生化学 CK (CPK) アイソザイム
　……… 160
血液生化学 ALPアイソザイム ……… 161

血液生化学 ロイシンアミノペプチ
　ダーゼ (LAP) ……… 162
血液生化学 アミラーゼ〈Amy〉／アミ
　ラーゼアイソザイム ……… 163
血液生化学 リパーゼ ……… 164
血液生化学 エラスターゼ
　（エラスターゼ1）……… 165
血液生化学 アルドラーゼ〈ALD〉… 166
血液生化学 ペプシノゲン〈PG〉I／Ⅱ… 167
血液生化学 酸性フォスファターゼ
　〈ACP〉……… 168
血液生化学 アンモニア〈NH3〉… 169
血液生化学 シスタチンC ……… 170
血液生化学 β2-ミクログロブリン
　〈β2-m〉……… 171
血液生化学 クレアチニンクリアラ
　ンス〈Ccr〉……… 172
血液生化学 グリコアルブミン ……… 173
血液生化学 インスリン〈IRI〉……… 174
血液生化学 C-ペプチド ……… 175
血液生化学 ブドウ糖負荷試験 ……… 176
血液生化学 抗GAD抗体 ……… 177
血液生化学 乳酸 ……… 178
血液生化学 トリグリセリド〈TG〉… 179
血液生化学 アポリポタンパク ……… 180
血液生化学 リポタンパク (a)〈Lp(a)〉
　……… 181
血液生化学 血清鉄〈Fe〉……… 182
血液生化学 総鉄結合能 (TIBC)／
　不飽和鉄結合能 (UIBC) ……… 183
血液生化学 フェリチン ……… 184
血液生化学 カルシウム〈Ca〉……… 185
血液生化学 リン〈P〉……… 186
血液生化学 マグネシウム〈Mg〉… 187
血液生化学 亜鉛〈Zn〉……… 188
血液生化学 アニオンギャップ〈AG〉
　……… 189

5

血液生化学 動脈血pH	…………	190
血液生化学 動脈血CO2分圧〈PaCO2〉		
	…………	191
血液生化学 動脈血O2分圧〈PaO2〉		192
血液生化学 重炭酸イオン濃度		
〈HCO3⁻濃度〉	…………	193
血液生化学 BE（ベース・エクセス）		194
血液生化学 動脈血酸素飽和度〈SaO2〉／		
経皮的動脈血酸素飽和度〈SpO2〉		
	…………	194
血液生化学 ビタミンB12（コバラミン）		
	…………	195
血液生化学 葉酸〈FA〉	…………	196
血液生化学 ICG試験（インドシアニン		
グリーンテスト）	…………	197
内分泌 成長ホルモン〈GH〉	…………	198
内分泌 甲状腺刺激ホルモン〈TSH〉		
（サイロトロピン）	…………	199
内分泌 黄体形成ホルモン〈LH〉	…	200
内分泌 卵胞刺激ホルモン〈FSH〉		
	…………	201
内分泌 プロラクチン〈PRL〉	…………	202
内分泌 副腎皮質刺激ホルモン		
〈ACTH〉	…………	203
内分泌 抗利尿ホルモン〈ADH〉		
（バソプレシン）	…………	204
内分泌 オキシトシン〈OT〉	…………	205
内分泌 甲状腺ホルモン	…………	206
内分泌 サイログロブリン〈Tg〉	………	208
内分泌 抗サイログロブリン抗体		
〈TgAb〉	…………	209
内分泌 抗甲状腺ペルオキシダーゼ		
抗体〈TPOAb〉	…………	210
内分泌 甲状腺刺激ホルモンレセプ		
ター抗体〈TRAb〉	…………	211
内分泌 甲状腺刺激抗体〈TSAb〉		
	…………	212
内分泌 副甲状腺ホルモンインタクト		
〈i-PTH〉	…………	213
内分泌 高感度副甲状腺ホルモン		
〈PTH-HS〉	…………	214
内分泌 副甲状腺ホルモン関連タンパク		
インタクト〈PTHrP-intact〉	…	214

内分泌 カルシトニン〈CT〉	………	215
内分泌 コルチゾール	…………	216
内分泌 副腎性男性ホルモン	………	217
内分泌 レニン／アルドステロン		
	…………	218
内分泌 アンジオテンシン変換酵素		
〈ACE〉	…………	220
内分泌 カテコールアミン〈CA〉	………	221
内分泌 ホモバニリン酸〈HVA〉	………	222
内分泌 バニリルマンデル酸〈VMA〉		
	…………	223
内分泌 エストロゲン（卵胞ホルモン）		
	…………	224
内分泌 プロゲステロン		
（黄体ホルモン）〈P4〉	…………	225
内分泌 テストステロン	…………	226
内分泌 ヒト絨毛性ゴナドトロピン		
〈HCG〉	…………	227
内分泌 妊娠反応		
（尿中HCG、HCG定性）	…………	228
内分泌 ガストリン	…………	229
内分泌 グルカゴン〈IRG〉	…………	230
内分泌 心房性ナトリウム利尿ペプチド		
〈ANP〉	…………	231
内分泌 脳性ナトリウム利尿ペプチド		
〈BNP〉	…………	232
内分泌 脳性ナトリウム利尿ペプチド前		
駆体N端フラグメント		
〈NT-proBNP〉	…………	233
内分泌 オステオカルシン〈BGP〉		
	…………	234
免疫血清 免疫グロブリン遊離L鎖		
κ／λ比〈FLC κ／λ比〉	…………	235
免疫血清 免疫グロブリン		
〈IgG, IgA, IgM, IgD, IgE〉	………	236
免疫血清 ベンス・ジョーンズ		
タンパク〈BJP〉	…………	238
免疫血清 クリオグロブリン	…………	238
免疫血清 補体〈CH50, C3, C4〉	………	239
免疫血清 リウマチ因子〈RF〉		
（リウマトイド因子）	…………	241
免疫血清 マトリックスメタロプロ		
ティナーゼ-3〈MMP-3〉	…………	241

6

免疫血清 抗シトルリン化ペプチド抗体〈ACPA〉(抗CCP抗体) ……… 241

免疫血清 抗核抗体〈ANA〉 ………… 242

免疫血清 抗DNA抗体／抗ds-DNA IgG抗体／抗ss-DNA IgG抗体 ……… 243

免疫血清 抗Sm抗体 ………… 243

免疫血清 抗RNP抗体(抗U1-RNP抗体) ………… 244

免疫血清 抗SS-A/Ro抗体 ………… 244

免疫血清 抗SS-B/La抗体 ………… 244

免疫血清 抗Scl-70抗体(抗トポイソメラーゼⅠ抗体) ………… 245

免疫血清 抗セントロメア抗体〈ACA〉 ………… 245

免疫血清 抗Jo-1抗体 ………… 245

免疫血清 抗ARS抗体 ………… 246

免疫血清 抗好中球細胞質ミエロペルオキシダーゼ抗体〈MPO-ANCA, p-ANCA〉 ………… 246

免疫血清 細胞質性抗好中球細胞質抗体〈PR3-ANCA, c-ANCA〉 ……… 247

免疫血清 抗ミトコンドリア抗体〈AMA〉 ………… 247

免疫血清 抗カルジオリピン抗体(抗リン脂質抗体) ………… 248

免疫血清 抗カルジオリピン-β2-グリコプロテインⅠ複合体抗体(抗CL-β2-GPI抗体) ………… 248

免疫血清 ループスアンチコアグラント〈LA, LAC〉 ………… 249

免疫血清 抗血小板自己抗体〈PAIgG〉 ………… 249

免疫血清 抗壁細胞抗体(抗胃壁細胞抗体) ………… 250

免疫血清 抗平滑筋抗体〈ASMA〉 ……… 250

免疫血清 抗アセチルコリン受容体抗体(抗AChR抗体) ………… 251

免疫血清 免疫複合体〈IC〉 ………… 251

免疫血清 おもな自己免疫疾患と自己抗体一覧 ………… 252

免疫血清 T細胞・B細胞百分率 ………… 256

免疫血清 リンパ球サブセットCD3・CD4・CD8 ………… 257

免疫血清 薬剤によるリンパ球刺激試験〈DLST〉 ………… 258

免疫血清 エリスロポエチン〈EPO〉 ………… 259

免疫血清 顆粒球コロニー刺激因子〈G-CSF〉 ………… 260

免疫血清 トロンボポエチン〈TPO〉 ………… 260

免疫血清 インターロイキン6〈IL-6〉 ………… 260

免疫血清 インターロイキン2レセプター〈IL-2R〉(可溶性インターロイキン2レセプター〈sIL-2R〉) ………… 261

免疫血清 インターフェロン〈IFN〉 ………… 261

免疫血清 血液型検査 ………… 262

免疫血清 交差適合試験(血液交差試験) ………… 263

免疫血清 不規則性抗体 ………… 264

免疫血清 クームス試験(抗グロブリン試験) ………… 265

免疫血清 シアル化糖鎖抗原KL-6〈KL-6〉 ………… 266

免疫血清 サーファクタントプロテインA〈SP-A〉／サーファクタントプロテインD〈SP-D〉 ………… 267

免疫血清 Ⅳ型コラーゲン ………… 268

免疫血清 Ⅳ型コラーゲン7S ………… 268

免疫血清 ヒアルロン酸〈HA〉 ……… 269

免疫血清 プロコラーゲンⅢペプチド〈P-Ⅲ-P〉 ………… 269

免疫血清 Ⅰ型コラーゲン架橋N-テロペプチド〈NTx〉 ………… 270

免疫血清 Ⅰ型コラーゲンC末端テロペプチド〈CTx, ICTP〉 … 271

免疫血清 尿中ピリジノリン〈PYD, Pyr〉／尿中デオキシピリジノリン〈D-Pyr, Dpd〉 ………… 272

腫瘍マーカー CEA(がん胎児性抗原) ………… 273

腫瘍マーカー AFP(α・フェトプロテイン) ………… 274

腫瘍マーカー PIVKA-Ⅱ ………… 275

腫瘍マーカー CA19-9 …………… 276
腫瘍マーカー その他の腫瘍マーカー
　　　　　……………………………… 277
　DUPAN-2…277 / SLX …277 /
　エラスターゼ…277 / STN …277 /
　CYFRA21-1… 277 / NSE… 277 /
　ProGRP…277 / SCC …277 /
　CA50 … 278 / CA125…278 /
　CA15-3…278 / BCA225…278 /
NCC-ST-439…278 /
抗p53抗体…278 / PSA…278 /
フリーPSA…278 / トータルPSA比
…278 / γ-Sm…278
腫瘍マーカー 疾患名からみるおもな腫瘍
　　　マーカー ………………………… 279
穿刺液 髄液・関節液・胸水・腹水 … 280
遺伝子検査……………………………… 281

第4章　感染症の検査

感染症の検体の取り扱い方……… 284
迅速検査法について………………… 285
肝炎ウイルス A型肝炎ウイルス〈HAV〉… 286
肝炎ウイルス B型肝炎ウイルス〈HBV〉… 287
肝炎ウイルス C型肝炎ウイルス〈HCV〉… 288
肝炎ウイルス E型肝炎ウイルス〈HEV〉… 289
ATLV-HIV ヒト免疫不全ウイルス
　〈HIV〉……………………………… 290
ATLV-HIV 抗ヒトT細胞白血病
　ウイルス〈ATLV〉……………… 291
その他 EBウイルス抗体〈EBV抗体〉… 292

その他 サイトメガロウイルス
　〈CMV〉…………………………… 293
その他 ムンプスウイルス抗体 …… 294
その他 水痘・帯状疱疹ウイルス抗体
　〈VZV〉…………………………… 295
その他 麻疹ウイルス抗体 ………… 296
その他 細菌検査 …………………… 297
その他 同定検査 …………………… 298
その他 塗抹検査 …………………… 299
その他 薬剤(抗菌薬)感受性検査 … 300

第5章　数　式

おもな数式一覧……………………… 302
　体重に関連する数式 ……………… 302
　エネルギーに関連する数式 … 303
　体液に関連する数式 … 303
　水分・排泄に関連する数式 303
輸液に関連する数式 ……… 305
呼吸に関連する数式 ……… 307
循環に関連する数式 ……… 308
出血・輸血に関連する数式 …… 310
その他の数式 ……………… 311

〈ふろく〉
おもな欧文略語一覧………………………………… 314
おもな用語一覧……………………………………… 320
さくいん……………………………………………… 326

● イラスト　　　成瀬　瞳・佐藤加奈子・酒井由香里
● 本文デザイン　Malpu Design (佐野佳子)
● 執筆協力　　　荒木久恵・黒澤聖子・余田雅美
● 編集協力　　　オフィスミィ
● 編集担当　　　田丸智子 (ナツメ出版企画)

8

序章

検査の前に

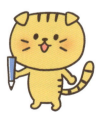

静脈血採血

臨床検査で、最も一般的な検査方法

静脈血採血の方法

目的 一般的な血液検査のための、採血として行います。

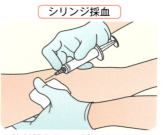

真空採血

真空採血管・注射針・採血用ホルダー

真空採血管を用いて採血する方法。臨床で一般的に用いられている方法。注射針と採血用ホルダー、真空採血管の3つの部分をセットして真空採血器となる。

シリンジ採血

注射器を用いて採血する方法。ただし、溶血が起こりやすく、針刺し事故の危険、血液検体の質の低下などの問題がある。

準備するもの

- **真空採血の場合**：採血用ホルダー、真空採血管、注射針（直針、翼状針。通常21～23G）
- **シリンジ採血の場合**：注射器（シリンジ）、注射針（直針。通常21～23G）、採血管
- 駆血帯
- 腕枕
- 消毒綿
- 絆創膏
- 針廃棄容器

用語解説 ▶ **G（ゲージ）**：針の太さを表す単位。G数が小さくなるほど太くなる。

真空採血の手順

1. 採血用ホルダーに注射針をセットする。

2. 手指を洗浄し、使い捨て手袋を着用する。

3. 患者さんの腕を腕枕の上に出してもらい、アームダウン（腕を心臓よりも低く下げる）の姿勢を取り、軽く手を握ってもらう。

4. 採血部位を決める。
   - 前腕の肘正中皮静脈、橈側皮静脈、尺側皮静脈。

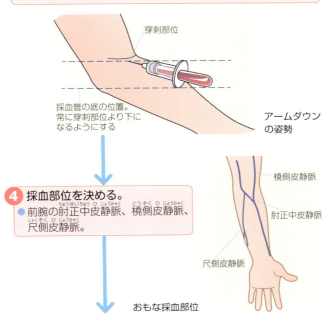

おもな採血部位

❺ 駆血帯を装着する。
- 患者さんの腕の、穿刺部位よりも5〜10cm心臓側のところを駆血帯で巻く。
- あまり強く駆血すると、血流を遮断してしまうおそれがあるので注意する。

❻ 穿刺部位を消毒用アルコールで清拭する。
- 70%アルコール綿を用いる。
- アルコールに敏感な患者には0.5%以上のクロルヘキシジン液などを用いる。

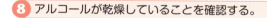

❼ 患者さんに、親指を中にして手を軽く握ってもらうと、静脈が鬱血して浮き出る。
- 「親指を中にして、手をぎゅっとにぎってください」などの声かけをする。

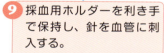

❽ アルコールが乾燥していることを確認する。

❾ 採血用ホルダーを利き手で保持し、針を血管に刺入する。
- 針先の断面が上向きになるようにする。
- 皮膚に対して15〜20度の角度で刺入する。

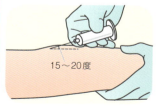

15〜20度

12　用語解説 ▶ **清拭**：からだを清潔にするために拭くこと。

⑩ 針が血管に入ったら、手を持ち替え、利き手と反対の手でホルダーを固定する。そのまま利き手で採血管をホルダーに押し込み、血液を流入させる。

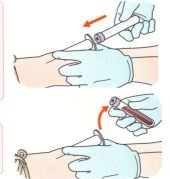

⑪ 適量が採血されれば血液の流入が停止する。利き手で採血管を抜きとる。

⑫ 抗凝固剤が入っている採血管の場合は、ただちに採血管を静かに数回転倒混和する。

⑬ 採血管が複数ある場合は、⑩〜⑫をくり返す。

⑭ すべての採血が終了したら、患者に手を開いてもらい、最後の採血管をホルダーから抜きとり、駆血帯をほどく。

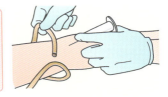

⑮ アルコール綿を刺入部に当てながら針を抜き、約5分間圧迫止血する。

⑯ ホルダーと採血針を専用の廃棄容器に捨てる。

13

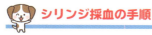

シリンジ採血の手順

1 採血用注射器を用意する。

2〜8 真空採血の手順 ❷〜❽ (p11〜12) に従う。

9 注射器を利き手で保持し、針を血管に刺入する。
- 針先の断面が上向きになるようにする。
- 皮膚に対して15〜20度の角度で刺入する。
- 針先が血管内に入ると、注射針の接合部に血液が入ってくるのを確認できる。

10 利き手で注射器外筒を固定したまま、反対側の手で内筒をゆっくりと静かに引いて採血する。

11 必要量を採血したら、患者に手を開いてもらい、注射器を固定したまま、駆血帯をほどく。

12 アルコール綿を刺入部に当てながら針を抜き、約5分間圧迫止血する。

13 注射器から針をはずし、採血管に分注する。

⬇

14 抗凝固剤が入っている採血管に分注した場合は、静かに数回転倒混和する。

⬇

15 注射器と針を専用の廃棄容器に捨てる。

翼状針（よくじょうしん）による採血

▶ 翼状針は、固定しやすいよう翼状のパーツがついた注射針です。チューブもついていて、逆血（ぎゃっけつ）を確認できます。

▶ ルート内部の空気が採血管に入るため、採血管で定めた採血量より不足することがあります。厳格な採血量を必要とする凝固検査などの場合は、1番目の採血を避けることが大切です。

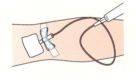

転倒混和

▶ 転倒混和とは、採血管を上下に振ることです。
▶ 採血直後に5回以上の転倒混和を行います。
▶ 採血から転倒混和までに時間が経ったり、転倒混和が不十分だと、血液が凝固する可能性があります。

用語解説 ▶ 逆血：注射の前後でカートリッジに血液が逆流すること。

▶ 血液が泡立つほど振ってしまうと溶血するので、強く振りすぎないように注意します。

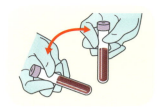

感染対策

▶ 採血した注射針にリキャップ（使用後のキャップを再び装着）するのは、針刺し事故の原因となるため厳禁。

採血するときのポイント

採血のタイミング
- 早朝空腹時が望ましい。ただし、項目によって異なる。

血管が確認できない場合
- 手を開き、再び握る動作をくり返し行ってもらう（クレンチング）。ただし、カリウム値が一時的に高くなる可能性がある。
- 腕を、約40℃のお湯や蒸しタオルで温める。

駆血時間
- 長時間にわたって駆血帯を締めたままにすると、静脈圧が上昇し、血液組成が変化することがある。駆血時間は2〜3分にとどめる。

消毒用アルコールの確認
- アルコールが残っていると溶血の原因になることもあるので、必ず刺入前に、清拭部位がきちんと乾燥しているか確認する。

用語解説 ▶ **溶血**：赤血球の細胞膜が、なんらかの要因によって損傷を受け、破壊される現象のこと。

動脈血採血・毛細血管採血
原則として医師が採血するので、看護師は介助を行う

動脈血採血

▶ おもに血液ガス分析を目的とします。

[採血の手順]
❶ 採血部位を決める（大腿動脈、上腕動脈、橈骨動脈）。
❷ 採血部位をポビドンヨード綿球などで消毒する。
❸ 動脈に向かってほぼ垂直に穿刺する。23G以上の針であれば、血液を吸引しなくても注射筒内に入る。
❹ 採血終了後、穿刺部を圧迫止血する。

毛細血管採血

▶ 少量の採血ですむ臨床化学検査、塗抹標本などに限られます。
▶ 特に新生児は、静脈血採血が困難なので汎用されます。
▶ 最初に湧出した血液3、4滴は捨てます。残しておくと、組織液と血小板凝集により出血が止まることがあります。

耳朶採血 ▶ 穿刺部位は、耳たぶが最適です。
足蹠採血 ▶ 歩行していない乳児が対象となります。
▶ 穿刺部位は、踵の中央部を避け、両側辺縁部とします。
指頭採血 ▶ 自己血糖測定に用います。

17

採血管と抗凝固剤

採取した血液の凝固予防のため、抗凝固剤が入った採血管を用いる

採血管の種類

▶ 臨床検査で用いる採血管には、あらかじめ抗凝固剤が入っているものと、入っていないもの（プレーン管）があります。

［プレーン管］

▶ プレーン管に分注した血液は、通常、室温で約30分間で凝固します。短縮目的で凝固促進剤が添加されていることもあります。

▶ 血清分離剤入りの採血管では、遠心操作で血清と血餅の分離が容易にできます。生化学検査、内分泌検査などに用います。

［抗凝固剤入り採血管］

▶ 血液凝固を阻止する目的で、採血管に抗凝固剤が入っています。

▶ 代表的な抗凝固剤には、EDTA、クエン酸ナトリウム、フッ化ナトリウム（NaF）、ヘパリンなどがあります。

▶ NaFは血糖の消費を防ぐ目的もあります（解糖系阻害剤）。

代表的な抗凝固剤

種　類	特　徴
EDTA	● EDTA-2K（EDTA2カリウム塩）が繁用されている
	● 血液一般検査に用いられる

用語解説 ▶ 血餅：遠心操作で血清と分かれる部分。フィブリンと血球の塊（かたまり）。

18

クエン酸ナトリウム	● 凝固検査に用いられる
フッ化ナトリウム（NaF）	● 解糖防止作用もあり、血糖検査に用いられる
ヘパリン	● 血液ガス、血液生化学検査などに用いられる

採血管の色分け

▶ 採血時の混乱を防ぐために、抗凝固剤の種類別に採血管のキャップが色分けされています。

採血管の種類		キャップの色（例）
プレーン管		茶色
抗凝固剤入り採血管	EDTA	紫色
	クエン酸ナトリウム	黒色
	フッ化ナトリウム（NaF）	灰色
	ヘパリン	緑色

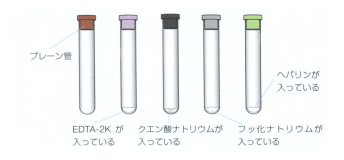

プレーン管
EDTA-2K が入っている
クエン酸ナトリウムが入っている
フッ化ナトリウムが入っている
ヘパリンが入っている

採血管が複数ある場合の順序

[真空採血]

▶ 血液生化学検査（プレーン管、キャップ：茶色）→ 凝固検査（黒色）→ 血液一般（紫色）→ 血糖（灰色）の順に行います。

▶ 1本目の採血管には、組織から凝固促進物質のトロンボプラスチンが混入されますが、プレーン管なら問題ありません。

▶ 駆血（くけつ）時間が長くなると凝固系に影響があるため、凝固検査用は2番目に採取します。

▶ 各採血管の間での内容物のコンタミネーションを回避するため、日本臨床検査標準協議会（JCCLS）の「標準採血法ガイドライン」では、次の順序が推奨されます（ただし、個別の状況に応じて順序は変更される）。

1	血清用採血管		凝固検査用採血管
2	凝固検査用採血管		赤沈用採血管
3	赤沈（せきちん）用採血管		血清用採血管
4	ヘパリン入り採血管	または	ヘパリン入り採血管
5	EDTA入り採血管		EDTA入り採血管
6	解糖阻害剤（かいとう）入り採血管		解糖阻害剤入り採血管
7	その他		その他

[シリンジ採血]

▶ シリンジ採血では、次の順序が推奨されます。

1	凝固検査用採血管	5	解糖阻害剤入り採血管
2	赤沈用採血管	6	血清用採血管
3	ヘパリン入り採血管	7	その他
4	EDTA入り採血管		

用語解説 ▶コンタミネーション：混入による汚染。

検体の保存

すぐに検査できない場合、目的に応じて適切な方法で保存する

検体の保存の重要性

▶ 採取されれば、ただちに分析することが基本。血液の保存が的確に行われないと、正確で質のよい検査成績は得られません。

血液一般検査のための保存

▶ 塗抹標本の作製は、採血後1〜2時間以内、自動血球計数器による血算は、採血後6時間以内に完了させます。

▶ 血算用は、室温で約2日間の保存が可能です。ただし、塗抹標本の作製には不可。

血液生化学検査のための保存

▶ 保存は、遠心後、血清を分離してから冷蔵保存します。
▶ 遠心分離できない場合は、室温で保存します。

[血中アンモニア濃度の測定]

▶ ヘパリンまたはEDTAを添加した採血管をただちに氷水の中に浸して、検査室に搬送します。保存はできません。
▶ アンモニアは、全血のままでは経時的に上昇します。

[血糖の測定]

▶ フッ化ナトリウム（NaF）などの解糖系阻害剤を添加した採血管に血液を入れます。

用語解説 ▶ 遠心分離：遠心力をかけて血液を個体（血球）成分と液体成分に分離する。

▶ 赤血球の解糖系に対し阻害作用が働くまでに約1時間かかりますが、その後は少なくとも3日間、血糖は消費されません。

［脂質の測定］
▶ 血清に分離した後でも、室温で大きく変動します。
▶ 冷蔵あるいは凍結保存が望ましいです。
▶ リポタンパクやアポリポタンパクは凍結保存不可のものがあります。

 血液ガス分析のための保存

▶ 採血後、ただちに分析するのが原則です。
▶ 15分以上分析できないときは、必ず氷水に浸して保存します。
▶ プラスチック採血管では30分以上、ガラス採血管では1時間以上の保存はできません。

 止血・血栓検査のための保存

▶ 採血後、ただちに血漿（けっしょう）を遠心分離します。
▶ 血漿は4℃で冷蔵保存。冷却によってPTが短縮することがあります。
▶ 保存が4時間を超える場合は、凍結します。－20℃なら4週間、－70℃なら6か月まで保存が可能です。

保存条件と安定した保存期間			
検査項目	室温	冷蔵	冷凍
ヘモグロビン	1週間	＞1か月	＞6か月
ヘマトクリット	1日	1日	不適当
血球算定	＜6時間	1日	不適当
末梢血液像	＜2時間	＜4時間	不適当
PT	＜3時間	＜6時間	2週
APTT	＜3時間	＜6時間	2週
FDP	不安定	5日	8週
血小板機能	2～4時間	不適当	不適当

PT：プロトロンビン時間／APTT：活性化部分トロンボプラスチン時間
FDP：フィブリン・フィブリノゲン分解産物

コラム

全血を冷蔵保存すると…

全血の検体を冷蔵保存すると血清Kの数値が跳ね上がる

施設内に検査室を持っていない医療機関では、検体の測定を検査センターに依頼しています。

そのため、翌日・翌々日が連休で採血した場合、丸2日間、検体を置いておかなくてはなりません。検体は、どのように保存しておけばよいのでしょうか。血液が腐らないよう、冷蔵庫に入れておけばよいのでしょうか？

血清K（カリウム）の基準範囲は3.5～5.0 mEq/Lですが、赤血球中にはこの20数倍のKが含まれています。赤血球膜にはNa-Kポンプという調節システムがあり、赤血球中のKが血清中へ拡散するのを防いでいます。ところが、血液を冷蔵してしまうとこの調節システムが作動しなくなり、赤血球中のKはどんどん血清中に出ていってしまいます。

右のグラフをみると、冷蔵庫に2日間保管してから測定すると、血清K値は採血直後の2.5倍にもなっていることがわかります。つまり、本当は血清K値が4.2 mEq/Lと基準範囲内であっても、10.5 mEq/Lという"生きているとは思えない"数値を呈することになってしまうのです。

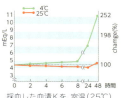

採血した血清Kを、室温（25℃）と冷蔵庫（4℃）に保管し、保管時間2～48時間まで経時的に測定し示したもの

全血を室温で保存しても検体は腐らない

一方、室温に置いておけば、血清K値はほぼ保たれるということも上図のグラフからわかります。血液生化学検査の検体を長時間保存するときは、遠心し血清を分離して冷蔵保存するのが望ましいのですが、どうしても全血のまま保存せざるを得ないのであれば、室温に置いておきましょう。

血液は本来無菌ですし、採血管は滅菌されていますので、1、2日くらい室温に置いても検体は腐ることはありません。

尿検体の種類と採取法

検査目的に応じて随時尿、早朝尿、中間尿、蓄尿を選択する

尿検体の種類と目的

随時尿と早期起床時尿 試験紙法、尿沈査。
中間尿 細菌検査。
蓄 尿 尿量測定、尿化学検査。

採取方法

随時尿 ▶ 外来受診時など、任意の時間に自然採取した尿。
▶ 排尿の初めの1/3は採取せず、その後の尿を尿コップに採ります。
▶ 尿を放置したままにすると、尿がアルカリ化して、尿タンパクが偽陽性を示し、円柱が消失するため注意します。

早期起床時尿 ▶ 起床して最初に排尿する尿。タンパクを検出しやすいです。
▶ 採取方法は随時尿と同じです。
▶ やむを得ず2時間以上保存するときは冷蔵します。
▶ 夏は雑菌が繁殖しやすいので注意します。

時間尿 ▶ 指定の時間に採取した尿。自然排尿を全量採取します。
中間尿 ▶ 採取容器は滅菌したものを用います。
❶ 患者は手をよく洗い、ペーパータオルで拭く。
❷ 女性、男性それぞれの陰部に石けんをつけ、温かい滅菌水で洗い流し、滅菌ガーゼで拭く。
❸ 排尿の最初の1/3を捨て、尿の流出を止めずに滅菌尿コッ

用語解説 ▶**偽陽性**：検査で本当は陰性であるのに陽性と判定されてしまうこと。

プに採取する。

❹ただちにフタをして検査室に提出する。

蓄尿 ▶ 丸1日排泄(はいせつ)された尿をすべて集めたもの。

▶ 午前8時から24時間の尿を採取する場合。

❶蓄尿開始の午前8時に採尿。この尿はすべて捨てる。

❷以後、最後の尿まで蓄尿パックに入れる。

❸翌日の午前8時に、尿意がなくても排尿し、全量を蓄尿パックに入れる。

❹蓄尿量を記録し、尿を混ぜて、50mLを採取して提出する。

▶ 定量する物質によって、保存剤を蓄尿パックに入れます。

尿検体の取り扱い

▶ 試験紙法による尿定性検査は、原則、新鮮尿を用います。

▶ 採尿後2〜3時間以内は、冷暗所に保存すれば検査可能。

▶ やむを得ず、半日以上保存する場合は冷蔵します。

尿を長時間放置したときの変化

項目	変化	原因
色調	淡黄色(たんおうしょく)→濃黄褐色(のうおうかっしょく)	尿酸塩の析出、ウロビリノゲンがウロビリンに変化
混濁	透明→混濁	細菌の繁殖、塩類の析出
におい	微芳香臭→アンモニア臭	細菌の繁殖、アンモニアの発生
pH	弱酸性→中性→アルカリ性	アンモニアの発生
糖	弱陽性例では陰性になる	細菌の増殖による消費
潜血反応	弱陽性例では陰性になる	ヘモグロビンの反応性が低下
ウロビリノゲン	陰性になる	ウロビリノゲンがウロビリンに変化
ビリルビン	弱陽性例では陰性になる	ビリルビンが分解する
ケトン体	弱陽性例では陰性になる	揮発する
沈渣	観察不能になる	血球や細胞の変性、細菌の増殖、塩類の析出

糞便検査
大腸がんのスクリーニング、寄生虫や感染症の有無などを調べる

便潜血反応

目的 消化管の出血性病変の有無を調べ、おもに大腸がんの一次スクリーニングとして行われます。

[採便方法] キットによって方法が異なります。
- ❶採便容器から採便棒を取り出し、便の表面を幅広く擦り取るか、あるいは便を突き刺して採便する。
- ❷採便棒を採便容器に戻してよく振り、緩衝液と混ぜる。

便虫卵検査

目的 消化管の寄生虫感染症の有無を調べます。
- ▶ 親指大の自然排泄便を採便管に入れて提出します。
- ▶ 便が乾燥しないよう注意します。

微生物学的検査

目的 原則として市中感染症の下痢症の際に、起炎菌を検出する目的で実施します。
- ▶ 自然排泄便を滅菌採便管に入れて提出します。混入している粘液、血液も含めて採取します。
- ▶ 下痢がひどい、あるいは自然排泄便が難しい場合は、滅菌スワブ（綿棒状の検体採取キット）を用いて、直腸から直接採便します。

穿刺液

髄液、胸水、腹水などを穿刺・採取し、病気の診断などに用いる

髄液（腰椎穿刺）

▶ 穿刺部位は、通常第4・5腰椎間、または第3・4腰椎間。

[穿刺方法（医師が採取）]
① 側臥位、坐位で行う。穿刺部を中心に消毒、局所麻酔する。
② 穿刺針を脊柱管内のくも膜下腔まで挿入し、髄液を採取する。
③ クエッケンステット検査を行うことがある。
④ 抜針し、穿刺部に滅菌ガーゼを当て、絆創膏で固定する。
⑤ 安静臥床（2時間）。頭痛、嘔気・嘔吐、めまいを観察する。

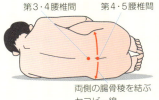

両側の腸骨稜を結ぶヤコビー線

側臥位では、膝を抱えて体を屈曲すると、椎間腔が開く

胸水（胸腔穿刺）

▶ 穿刺部位は、前・中・後腋窩線上で、胸水が貯留している高さより下の肋骨の上縁。

[穿刺方法（医師が採取）]
① 坐位、半坐位、側臥位で行う。穿刺部を中心に消毒、局所麻酔する。

用語解説 ▶ **クエッケンステット検査**：両側あるいは片側の頸静脈（けいじょうみゃく）を指で圧迫して髄液圧が上昇するかどうかをみる。くも膜下腔に閉塞（へいそく）があると、頸静脈を圧迫しても髄液圧は上昇しない。

❷穿刺針を肋骨上縁に沿っ
て胸腔内に進める。針先
が胸水貯留部に入った
ら、注射器内筒を引いて
胸水を採取する。
❸抜針し、穿刺部に滅菌
ガーゼを当て、絆創膏で
固定する。
❹安静臥床（2時間）。胸痛、
咳嗽、疼痛、出血を観察
する。

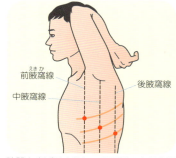

肋間を広げるように、穿刺側の上肢を頭上にあげる。背部穿刺ではやや前傾姿勢に、前胸部穿刺ではやや伸展姿勢をとる

 腹水（腹腔穿刺）

▶ 穿刺部位は、図のa、b、cのいずれか。

[穿刺方法（医師が採取）]
❶半坐位、仰臥位で行う。穿刺部を中心に消毒、局所麻酔する。
❷穿刺針を腹腔内に進め、
貯留部に入ったら、腹水
を採取する。
❸抜針し、穿刺部に滅菌
ガーゼを当て、絆創膏で
固定する。
❹しばらく安静臥床。腹痛、
気分不快、血圧変動を観
察する。

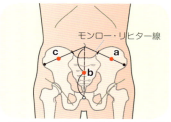

a：モンロー・リヒター線（へそと左前腸骨棘を結ぶ線）の外側1/3の点
b：へそと恥骨結合を結ぶ線の中央
c：バックマーニー点（逆モンロー点）のいずれかに穿刺する

第1章

パニック値

基準範囲とは

基準範囲は診断や治療の意思決定の拠り所となる

　患者さんに臨床検査をオーダーすることができるのは医師に限られています。では、医師が検査を行う目的は何でしょうか？
　医師は、患者さんの病気を

1. 診断するため
2. 治療を行うため
3. 経過観察のため

に検査を行い判断します。また、健康診断では「何か問題は起きていないか」を検査結果から判定します。このような判断・判定、すなわち意思決定をするには「拠り所」が必要です。

　検査結果の報告書をみると、たとえば"白血球数：3,500～9,000／μL"というように、検査項目ごとに「この間に入っていればほぼ大丈夫」と考えられる範囲が定められています。

　この意思決定の拠り所となる範囲を、「**基準範囲**」と称します。基準範囲は、現在健康で、人種、性別、年齢、生活習慣などさまざまな条件が類似する人々を対象に行った検査の結果、得られた測定値の95％が含まれる範囲と定義されています。

　それはすなわち、「健康なあなたのお仲間（基準個体）100人の測定値（基準値）95人分が含まれている範囲」ということです（右上図）。

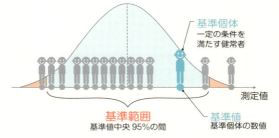

【基準範囲定義の概念】

* 『日本における主要な臨床検査項目の共用基準範囲案―解説と利用の手引き』日本臨床検査標準協議会基準範囲共用化委員会編（2014）

逆にみれば、基準範囲から外れていても健康な仲間が100人に5人はいるという意味ですから、「基準範囲を外れた＝異常（病気である）」ではないということになります。同時に、「基準範囲に入っている＝正常（病気ではない）」という保証もできません。ですので、以前は「正常範囲」と称していましたが、現在では「正常」という言葉は使わないことになりました。

 検査結果は各施設の基準範囲と必ず照合する

残念ながら、すべての検査項目で基準範囲が統一されているわけではありません。ある検体を、いつ測定しても、どこで測定しても、測定値が同じになることを「標準化」といいます。

標準化されていれば、どこの病院の臨床検査データでもそのまま比較できるのですが、標準化が進んでいる血球計数検査や血液生化学検査でさえ、基準範囲は施設ごとに若干異なっています。ですから、検査結果の解釈は、常にその施設の「基準範囲」に照らし合わせて行う必要があるのです。

パニック値とは

パニック値とは、危険な状態を示唆(しさ)する異常値

検査結果が基準範囲を外れていれば「異常値」ですが、その外れ方の程度にはかなり幅があります。そこで、基準範囲を外れた数値を見た際の感じ方をイメージしてみましょう（下図）。

【検査結果が基準範囲を外れたとき】

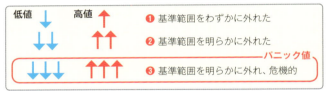

❶ 1本矢印（↓／↑）：基準範囲をわずかに外れてはいるものの、おそらくあまり臨床的な意義は大きくないと考えられる場合。

❷ 2本矢印（↓↓／↑↑）：明らかに基準範囲を外れており、そのことが疾患や病態に関連していると考えられる場合。

❸ 3本矢印（↓↓↓／↑↑↑）：大きく基準範囲を外れており、危機的な状況である可能性が否定できない場合。

この「3本矢印」に相当するのが「パニック値」です。

1972年、Lundbergは、「パニック値 panic valueとは、生命が危ぶまれるほど危険な状態にあることを示唆する異常値で、ただちに治療を開始すれば救命しうるが、その診断は臨床

的な診察だけでは困難で、検査によってのみ可能である」と定義し、ただちに担当者（主治医、担当看護師など）に報告すべき値であるとしています。

 "危険なデータ"に即反応できることが大切

　パニック値は各施設の事情を考慮しつつ、診療サイドと検査サイドで協議して設定するのが一般的です。もちろん、日本全国で統一されているものではありませんし、検査項目すべてに対して設定されているわけでもありませんが、多くの病院で共通しているのは下表のような項目です。

　検査科からのパニック値の第一報を、看護師が受け取ることは少なくありません。パニック値だからといって、いつでも至急対応が必要だというわけではありませんが、パニック値の見落としにより対応が遅れ、患者さんが危篤に陥ってしまったなどという事態は、絶対にあってはならないことです。"危険なデータ"にピピッと反応するセンサーを内蔵した看護師になりましょう。

【多くの病院で共通しているパニック値】

検査項目	下限値	上限値	検査項目	下限値	上限値
血球計数検査			血液生化学検査		
白血球数 (/μL)	2,000	30,000	Na (mEq/L)	120	160
ヘモグロビン (g/dL)	5.0	20.0	K (mEq/L)	2.5	6.0
血小板数 (/μL)	3×10^4	100×10^4	Ca (mg/dL)	6.0	13.0
動脈血ガス分析			クレアチニン (mg/dL)	—	5.0
pH	7.2	7.6	AST (U/L)	—	1000
PCO2 (torr)	20	70	ALT (U/L)	—	1000
PO2 (torr)	40	—	CK (U/L)	—	1000
HCO3⁻ (mEq/L)	15	40	血糖 (mg/dL)	50	500

＊下限値＝これ以下はパニック値、上限値＝これ以上はパニック値

パニック値の実際

検査結果は各施設の基準範囲と必ず照合する

　Lundbergはパニック値について、「……その診断は臨床的な診察だけでは困難で、検査によってのみ可能である」と述べました。このことを実感する事例を2つ示します。

❶検査によって発見できた事例

白血球数 33,200 / μL

　内科外来を受診した初診の患者さん（64歳、男性）にみられたパニック値です。

　血球計数検査は、紫色キャップの採血管内で血液と抗凝固剤を混和させ、そのまま自動血球計数器にかけるので、採血後すぐに結果がわかります。この数値をいきなり「パニック値です！」と外来担当医に知らせても、情報が少な過ぎてあまり役には立たないでしょう。

　血液生化学検査は、茶色キャップの採血管内で血液が凝固した後に分離した血清を用いて測定しますので、どんなに急いでも結果が出るのには多少の時間がかかるため、「生化の結果、急いでね！」と依頼しつつ、その間にカルテの記載を確認します（左図）。

外来受診時の状況
S：○○医院からのご紹介
　　胆石症、慢性胆嚢炎、胆嚢腺筋症の疑いで
　　精査、必要であれば手術を希望している
O：BP 120/77　104bpm　BT 36.1℃
　胸部所見：異常なし
　腹部所見：平坦・軟であるが、右季肋部に
　　　　　　軽度の圧痛（±）
　眼球結膜：黄染なし

ということで、血液と尿の検査が行われ、腹部エコー検査、腹部造影CT検査の予約が入っていました。確かに診察所見では大きな問題はみられず、画像検査は予約になっています。胆道系に問題があるようです。

　血液生化学検査の結果です（下表）。

異常を示した検査		胆道系の検査	
血糖（空腹：70-110mg/dL）	288	総ビリルビン（0.3-1.2mg/dL）	0.8
尿糖（－）	3+	ALP（104-338 U/L）	150
CRP（＜0.3mg/dL）	28.77	γ-GT（＜79 U/L）	25

　白血球増多（パニック値）と炎症反応であるCRPが著明な高値を示していますので、まず一番に細菌感染症を疑わなくてはなりません。感染巣として胆道系を考える必要がありますが、この時点では閉塞性黄疸などはみられません。

　同時に、血糖が高く、尿糖もたっぷり出ていますので糖尿病の可能性を考える必要があります。コントロール不良の糖尿病患者が細菌感染症に罹患すると短時間で重症化する危険があります。

　特に胆道感染症では急速に重篤化し、グラム陰性桿菌による敗血症性ショックや播種性血管内凝固症候群（DIC）など、生命にかかわる事態に陥りやすいことが知られています。

　血液生化学検査の結果とともに外来担当医に報告し、会計窓口にいた患者さんを呼び戻して、ただちに画像検査を行いました。

　緊満した急性胆嚢炎（胆石あり）の所見が確認されたため、患者さんは緊急入院することとなり、抗菌薬の投与が開始されました。この間に体温は39.2℃にまで上昇しています。

　その後、抗菌薬により胆道系の炎症が落ち着いたところで、腹腔鏡下胆嚢摘出術を施行しました。術後経過は順調です。

> 具合が悪い患者さんが異常値を示すのはある意味、当然のこと。これから急速に具合が悪くなることが予想される患者さんに、可及的速やかな対応ができてこそパニック値の意義は大きいと思います。

血糖　363 mg/dL

❷検査によって発見できた事例

　糖尿病外来の患者さん（61歳、男性）にみられたパニック値です。

　この患者さんは、2011年に糖尿病と診断されたものの、どうしても経口糖尿病薬を飲まなくてはならないほどではなく、また、自分でも「薬は飲みたくない」ということで、食事療法と運動療法を続けながら、半年に1回、経過観察目的でX病院糖尿病外来を受診していました。食後の高血糖が目につく患者さんなので、いつも朝食後2時間前後で採血をしています。

　X病院では、血糖値のパニック値は、外来患者で350 mg/dL≦、入院患者で500 mg/dL≦と設定されています。

　検査データの経過を示します。

日付	2014.2.17	2015.2.2	2016.2.8	2016.8.2	2017.2.13
血糖(mg/dL)	186	179	182	237	363
HbA1c(%)	7.1	6.9	7.0	7.7	10.2

　糖尿病と診断されてから、食事と運動をがんばって、まあまあのコントロール状態を維持してきました。

　しかし、半年前（2016.8.2）に血糖、HbA1cとも上昇傾向を示していたので、主治医に「このままコントロールが悪くなってしまうようなら、薬を飲まなくてはなりませんね」と言われてしまいました。

　今回、血糖は363 mg/dL、HbA1cは10.2%と、コントロール状況は著しく悪化しています。この数値は、食事療法と運動療法を放棄してしまった結果のようにみえます。

　糖尿病患者が、特に生活習慣に変化がないにもかかわらず短期間で急にコントロール状態が悪くなってしまったとき、まず考えなくてはならないのが "食べ過ぎと運動不足"、次が "膵がんの発症" です。

　本例は、「糖尿病のコントロール状態を改善するために、食事

療法と運動療法をがんばらなくては……と思いながら、なかなか実行できなかった」そうですが、生活習慣に大きな変化があったわけではないので、暴飲暴食でコントロールが悪化した可能性は低いです。しかも、体重は半年で5kgも減少していました。

ダイエットや運動をして意図的に体重を減らしたわけではないのに、1年で10%以上、もしくは半年で5%以上の体重減少がある場合を「病的な体重減少」といいます。本例では半年で5kgの体重減少があり、もともとの体重は68kgだそうですから、-7.4%/半年で「病的体重減少あり」ということになります。

血液検査では、血糖とHbA1c以外のデータには異常値はみられませんでしたが、腹部造影CT検査を行ったところ、膵尾部に膵がんと思われる腫瘍が認められました（下図）。すでに肝転移もみられました。

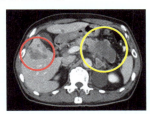

◀ 造影CT画像：膵尾部がん（黄色い丸部分）とその肝転移（赤い丸部分）

膵がんは特徴的な自覚症状が乏しく、早期診断が難しい、消化器の中で最も予後が悪いがんです。特に膵尾部がんは、症状が現れにくく、気づいたときにはすでに手遅れということがほとんどで、予後不良ながんの代表格です。

膵がんのリスクファクターとしては、膵がんの家族歴、糖尿病、慢性膵炎、喫煙などがあげられています。

本例でも体重減少以外に自覚症はみられず、半年に1回の定期検査を受けなければ、膵がんが発見されるのはまだまだ先になっていたはずです。

血小板数＋破砕赤血球の出現

❸こんなパニック値も

発熱、全身倦怠感を訴えてY病院内科外来を受診した患者さん（65歳、男性）にみられたパニック値です。

この患者さんの検査結果について、検査科から「血小板数が3.1万です。また、血液像で破砕赤血球が多数みられますので報告します」という電話が入りました。データは以下のとおりです。

	基準範囲	結果
白血球 (/μL)	3500-9700	6260
赤血球 (/μL)	$450\text{-}550 \times 10^4$	284×10^4
ヘモグロビンHb (g/dL)	13.6-18.3	8.9
ヘマトクリットHt (%)	40.0-52.0	27.1
血小板 (/μL)	$14.0\text{-}38.0 \times 10^4$	3.1×10^4

Y病院では、血小板数＜3.0×10^4/μLをパニック値としていますので、ぎりぎりでセーフですが、検査技師が「危険！」と思ったのは、血小板減少と同時に破砕赤血球（下図）がみられたことでした。

破砕赤血球は、赤血球がフィブリン網に引っかかってちぎれてしまったことを示す証拠であると考えられています。それはすなわち、血管内に微小な血栓が多発するような病態がある可能性を示唆していることになります。

血液は血管内を流れているのが当たり前で、血管内で血栓をつくるなどということは、あってはならない異常事態です。

このような異常事態が生じる疾患としては、播種性血管内凝固症候群（disseminated intravascular coagulation：DIC）、

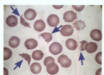

◀破砕赤血球（矢印）

血栓性血小板減少性紫斑病（thrombotic thrombocytopenic purpura：TTP）、溶血性尿毒症症候群（hemolytic uremic syndrome：HUS）が有名です。

TTPとHUSは、細血管障害性溶血性貧血、破壊性血小板減少、血小板血栓症という3つの病態が共通していることから、一括して血栓性微小血管障害（thrombotic microangiopathy：TMA）と称することもあります。

DIC、TTP、HUSはいずれも、対応が遅れれば死に至る重篤な疾患です。ですから、破砕赤血球の出現はパニック値なのです。

本例の血液生化学検査では、総ビリルビン1.8mg/dL（直接ビリルビン0.5mg/dL、間接ビリルビン1.3mg/dL）、BUN 29.7mg/dL、クレアチニン 2.85 mg/dLと、軽度の黄疸および腎機能障害が認められました。TTPでは以下の5徴候がみられるとされています。

❶ **血小板減少**：血小板数＜10×10^4/μL
❷ **細血管障害性溶血性貧血**：破砕赤血球、間接ビリルビン↑、LD↑などを伴う
❸ **腎機能障害**
❹ **発熱**
❺ **動揺性精神神経症状**：頭痛、せん妄、錯乱などの精神障害、人格の変化、意識レベルの低下、四肢麻痺や痙攣などの神経障害

本例では❶〜❹が認められたため、さらに精査を行った結果、TTPと診断されました。

> TTPは、無治療では2週間以内に約90％が血栓症のため死に至りますが、速やかに血漿交換療法を開始すれば、約80％の症例が生存可能です。本例もTTPを疑った時点でただちに血漿交換療法を開始し救命することができました。

パニック値のすべてが「要報告」ではない

検査履歴を確認する

　たとえば、7月7日、白血球 1,500/μL、赤血球 254万/μL、Hb 7.1 g/dL、Ht 22.4％、血小板 2.4万/μLという検査結果が出たとします。汎血球減少があり、白血球数と血小板数はパニック値です。

　検査履歴を確認したところ、次のような経過であることが判明しました。

日付	1/13	3/17	5/12	7/7
白血球 (/μL)	5,340	4,940	4,410	1,500
Hb (g/dL)	12.8	12.1	10.6	7.1
血小板数 (×10⁴/μL)	10.7	10.4	9.8	2.4

　内科外来に2か月ごとに定期通院している患者さんです。前回値（5月12日）に比べて7月7日は3項目とも急に減少していますので、大至急報告しなければなりません。

前回の数値と比較する

　では、これが次のような経過での数値だとしたらどうでしょうか。

日付	3/17	4/14	5/12	6/9	7/7
白血球 (/μL)	1,400	1,510	1,460	1,620	1,500
Hb (g/dL)	7.0	7.1	7.0	7.3	7.1
血小板数 (×10⁴/μL)	2.1	2.4	2.2	2.5	2.4

　患者さんは骨髄異形成症候群（MDS）と診断されています。毎月経過をみているのですが、低空飛行ながら数値は落ち着いており、自律した日常生活を送っています。毎回、「パニック値です！」と報告するほどではない気がします。

　このように、パニック値であっても、それなりに落ち着いているのであれば大騒ぎしなくてもよい場合もありますので、検査履歴を確認し、前回の数値と比較してみることが大切です。

第 2 章

ルーチン検査
(基本的な検査)

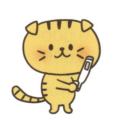

血球計数検査

white blood cell count
白血球数〈WBC〉
感染症や血液疾患などの診断に用いる

検査方法 | 血液中の白血球数を調べる

異常値を示すおもな疾患や原因

高

★ 50,000/μL 以上：
急性白血病、慢性骨髄性白血病、敗血症、粟粒結核など

★ 10,000～50,000/μL：
感染症、膠原病、リウマチ熱、白血病、肝不全、腎不全、心理的ストレス、出血など

★ その他：悪性腫瘍の全身転移など

基準値

3,300～8,600/μL

新生児　：10,000/μL 以上
5歳以下：6,000～11,000/μL
6～14歳：6,000～10,000/μL

低

★ 再生不良性貧血、骨髄異型性症候群、抗腫瘍薬投与、急性白血病、肝硬変、放射線治療など

★ その他：抗がん剤などの副作用

単位の読み方 ▶ μL：マイクロリットル

この検査について

▶ 白血球には、体内に侵入した細菌やウイルスなどから、からだを守るといった、免疫・生体防御機能がある。
　そのため、体内に異物が侵入して炎症などを起こすと、からだを防御するために血液中に増加する。

▶ 白血球は、次の5種類に分類される。
　❶好中球（細菌の貪食・殺菌作用）
　❷好酸球（寄生虫に反応、アレルギーにも関与）
　❸好塩基球（アレルギー反応に関与）
　❹リンパ球（免疫作用、抗体産生）
　❺単球（貪食作用）

▶ 白血病などによって、骨髄が異常に増殖したときにも白血球は増加する。

知っておきたいこと

▶ 10,000/μL以上を白血球増加症、3,000/μL以下を白血球減少症という。

▶ 3,000/μL以下では、からだの防御反応が低下するので、感染症に注意する。

▶ 1,000/μL以下では、感染予防のためにただちにクリーンルームなどの環境を整える必要がある。

▶ 白血球数は、激しい運動や、食事、入浴、精神的動揺などが原因で、一時的に増加することもある。

用語解説 ▶貪食：病原菌などを細胞内に取り込んで消化すること。

血球計数検査

白血球像（分画）

分画ごとの増減数を調べ、感染症などの診断の手がかりにする

検査方法 ｜ 白血球100個に占める各分画の割合を％で表す

異常値を示すおもな疾患や原因

好中球　遊走作用、殺菌作用、貪食作用

増加 ★ 脳炎、骨髄炎、肺炎、胆嚢炎、急性胃腸炎、扁桃炎、白血病、心筋梗塞、腎不全、膠原病など

基準値 ▶ 好中球：**40～60**％

減少 ★ 急性白血病、再生不良性貧血、敗血症、結核、重症肺炎、放射線照射、腸チフスなど

異常値を示すおもな疾患や原因

好酸球　遊走作用、免疫作用、貪食作用

増加 ★ 気管支喘息、アレルギー性皮膚炎、麻疹、膠原病など

基準値 ▶ **1～9**％

減少 ★ 悪性貧血、再生不良性貧血、腸チフス、ストレスなど

この検査について

▶ 各分画は、形や働きがそれぞれ違うので、疾患により増減する分画が異なる。

用語解説 ▶ **遊走作用**：白血球が白血球走化性因子（化学的刺激２物質）に向かって遊走していく現象。

異常値を示すおもな疾患や原因

好塩基球 ヘパリン産生

増加 ★ 粘液水腫、潰瘍性大腸炎、慢性骨髄性白血病など

基準値 0~2%

異常値を示すおもな疾患や原因

リンパ球 免疫作用（抗原抗体反応）

増加 ★ 百日咳、結核、麻疹、伝染性単核球症、慢性リンパ性白血病、バセドウ病など

基準値 26~40%

減少 ★ 悪性リンパ腫、再生不良性貧血、全身性エリテマトーデス、結核、先天性免疫不全症候群、急性感染症、放射線照射など

異常値を示すおもな疾患や原因

単球 貪食作用

増加 ★ 麻疹、風疹、猩紅熱、慢性肝炎、敗血症など

基準値 2~10%

知っておきたいこと

▶ 自動血球計数器で分画異常値が出たときは、赤沈や血小板数検査などとあわせて総合的に判断する。

血球計数検査
red blood cell count
赤血球数〈RBC〉

貧血や赤血球増加症などの診断、および鑑別に欠かせない検査

検査方法｜採血した末梢血液中の赤血球数を測定する

異常値を示すおもな疾患や原因

高

★ 真性赤血球増加症、顔面紅潮、のぼせ、頭痛、発汗、心肺疾患、脱水やストレスによる赤血球増加症など

赤血球増加症：赤血球数が増えすぎることにより血液が濃く流れにくくなって、血管が詰まりやすくなる状態。

基準値
男性 **427~570×10⁴** /μL
女性 **376~500×10⁴** /μL

低

★ 300×10⁴/μL以下：
全身の組織細胞が酸欠状態となり、貧血となる。

★ 鉄欠乏性貧血（低色素性小球性貧血）

★ その他：全身悪性貧血、巨赤芽球性貧血、再生不良性貧血、溶血性貧血、消化管や子宮の病気などからの出血による貧血、急性失血による貧血など

★ 貧血が進むと、顔面蒼白、手足の冷え、動悸、息切れ、めまいなどがあらわれ、悪化すると心不全、ショックで生命の危険に陥ることもある。

単位の読み方 ▶ μL：マイクロリットル

この検査について

- 血液異常をみる際に必須のスクリーニング検査。
- 赤血球は、血液成分の大部分を占める。
- 赤血球は、ヘモグロビンを介して、全身の組織に酸素を運び、不要になった二酸化炭素を運び出す働きをしている。

知っておきたいこと

高値 赤血球系が高値ならば赤血球増加症を疑う。
低値 赤血球系が低値ならば貧血を疑う。
貧血のタイプ 一般的に鉄欠乏性貧血が多い。そのほかに、下記のような骨髄の機能低下による再生不良性貧血、巨赤芽球性貧血などがある。

〈おもな貧血の種類〉

鉄欠乏性貧血	ほとんどの貧血がこの種類で、何らかの原因で体内の鉄分が不足することにより起こる。
再生不良性貧血	骨髄の障害や芽球の異常が原因で、赤血球の産生が低下することにより起こる
巨赤芽球性貧血	赤血球産生の際に必要なビタミンB12や葉酸が不足することにより起こる。悪性貧血ともいう
溶血性貧血	赤血球の産生と破壊のバランスが崩れ、崩壊が亢進することにより起こる
続発性貧血 (2次性貧血)	各種臓器疾患や、慢性感染症などの症状や影響により生じる貧血
失血性貧血	外傷や潰瘍性疾患、慢性出血などにより血液（赤血球）が減少して生じる貧血

用語解説 ▶ **赤血球増加症**：血液中に含まれる赤血球量が、基準を超えて増加する病気。多血症ともいう。

血球計数検査
hemoglobin
ヘモグロビン〈Hb〉エイチビー

貧血や赤血球増加症などの診断および鑑別に欠かせない検査

検査方法 | 血液1dLあたりのヘモグロビン量を調べる

異常値を示すおもな疾患や原因

高 ★ Hb 18g/dL 以上：真性赤血球増加症など

基準値
男性 **13.5～17.6** g/dL
女性 **11.3～15.2** g/dL

低 ★ 貧血
10g/dL を下回ると重症の貧血と診断され、、息切れ、めまいなどの症状があらわれる。

この検査について

▶ ヘモグロビン（Hb）は赤血球に含まれる成分で、全身の細胞へ酸素を運び、二酸化炭素（CO_2）を運び出す働きをしている。
▶ ヘモグロビンが少ないと、酸素が各細胞の組織に十分に供給されないため、赤血球数（▶p46）が正常でも貧血症状を起こす場合がある（鉄欠乏性貧血）。

知っておきたいこと

女性 男性より低値を示す。
▶ 新生児や生理前の女性の高値は心配ない。

48 単位の読み方 ▶g/dL：グラムパーデシリットル

血球計数検査
hematocrit
ヘマトクリット〈Ht〉
貧血や赤血球増加症などの診断および鑑別に欠かせない検査

検査方法	血液を遠心分離器にかけて、血液全体に対する赤血球の割合を調べる

異常値を示すおもな疾患や原因

高 ★ 真性赤血球増加症

基準値
男性 **39.8～51.8** %
女性 **33.4～44.9** %

低 ★ 貧血

この検査について

▶ ヘマトクリット（Ht）は、全血液中に占める赤血球の容積の割合のこと。

知っておきたいこと

▶ 異常値を示したときは、赤血球数（▶p46）、ヘモグロビン（▶p48）とあわせて診断する。
▶ 新生児や生理前の女性の高値は心配ない。
高値 脱水によって高値になることもある。
男性 加齢によって低下する傾向がある。

血球計数検査

corpuscular constants of Wintrobe

赤血球指数

貧血の原因、種類、性質を判断するために用いる検査の１つ

検査方法 | 検体を機械にかけることもあるが、計算式で算出することもできる

異常値を示すおもな疾患や原因

基準値

平均赤血球容積（MCV）：
男性 **82.7～101.6** fL
女性 **79～100** fL

平均赤血球ヘモグロビン量（MCH）：
男性 **28～34.6** pg
女性 **26.3～34.3** pg

平均赤血球ヘモグロビン濃度（MCHC）：
男性 **31.6～36.6** %
女性 **30.7～36.6** %

★ 貧血の鑑別診断にはMCVが重要で、MCVの値から次の３つに分類される。

正球性貧血	骨髄での赤血球産生が障害されて起こる再生不良性貧血。白血病、多発性骨髄腫などで多くみられる
小球性貧血	ヘモグロビンの合成障害で起こる。鉄芽球性貧血、鉄欠乏性貧血、サラセミア症候群などでみられる
大球性貧血	核酸の合成障害で起こる。巨赤芽球性貧血、肝疾患などでみられる

単位の読み方 ▶ fL：フェムトリットル、pg：ピコグラム

〈各数値別疾患〉

MCV	MCH	MCHC	疑われるおもな疾患
80〜100 fL	26〜35 pg	32〜36 %	溶血性貧血、再生不良性貧血、白血病、腎性貧血など
80 fL以下	26 pg以下	32 %以下	無トランスフェリン症候群、鉄芽球性貧血、鉄欠乏性貧血、サラセミア症候群など
100 fL以上		32〜36 %	悪性貧血、葉酸欠乏性貧血、骨髄異形成症候群など

 この検査について

▶ 赤血球指数には、平均赤血球容積（MVC）、平均赤血球ヘモグロビン量（MCH）、平均赤血球ヘモグロビン濃度（MCHC）がある。

MCV　赤血球の大きさを示す。
MCH　1個の赤血球に含まれるHb量を示す。
MCHC　1個の赤血球に含まれるHb濃度を示す。

 知っておきたいこと

▶ MCH　基準値内を正色素性、36pg以上を高色素性、26pg以下を低色素性という。
▶ MCHC　基準値を大きく外れるケースはあまりない。

血球計数検査

platelet count
血小板数〈Plt〉
出血傾向の診断に欠かせない検査

検査方法 | 血液1mm³中の血小板数を測定する

異常値を示すおもな疾患や原因

高 ↑

★ $60 \times 10^4/\mu L$ 以上：
骨髄増殖性腫瘍（本態性血小板血症、慢性骨髄性白血病、真性赤血球増加症など）薬

★ $60 \times 10^4/\mu L$ 以下：
反応性の血小板増加症（貧血、炎症性疾患などの基礎疾患に伴う血小板増加）

基準値 $13～36\times10^4 /\mu L$

低 ↓

★ 血小板の産生が低下する疾患：
急性白血病、再生不良性貧血、抗悪性腫瘍薬の副作用、発作性夜間ヘモグロビン尿症など

★ 血小板が破壊される疾患：
特発性血小板減少性紫斑病、薬物性血小板減少症、全身性エリテマトーデスなど

★ その他：肝硬変、大量出血など

この検査について

▶ 血小板は、骨髄中の巨核球の細胞質からつくられ、末梢血に

単位の読み方 ▶ μL：マイクロリットル

放出されて全身を循環する。血小板は約8日間で寿命を迎え、脾臓・肝臓の網内系細胞で処理される。
▶血小板は、出血したときに血栓を形成する止血機能の中心的な役割を担っている。
▶出血傾向があるときや、手術前などに必要となる検査である。
▶血小板増加症には、反応性と特発性があり、臨床的に問題となるのは特発性である。

知っておきたいこと

高値 $40 \times 10^4/\mu L$ 以上を血小板増加症とする。$60 \times 10^4/\mu L$ 以上の高値は、骨髄増殖性腫瘍を疑う。

低値 $10 \times 10^4/\mu L$ 以下を血小板減少症とするが、治療の必要がない場合も多い。ただし、$2 \sim 3 \times 10^4/\mu L$ 以下では、外力がなくても出血に至る危険がある。

EDTA依存性偽性血小板減少

抗凝固薬であるEDTA(エチレンジアミン4酢酸)を用いた採血管を使った場合、試験管内で血小板が凝集してしまい、まったく出血傾向がないにもかかわらず、見かけ上の血小板数減少を示すことがある。これを「EDTA依存性偽性血小板減少」という。

対策として、EDTA以外の抗凝固薬を使用して採血を行ってみる。

用語解説 ▶特発性：原因が不明であるという意味。

止血・血栓検査

prothrombin time

プロトロンビン時間〈PT〉
肝機能の判断に用いられる

検査方法 | 血液に凝固試薬を混ぜて、血漿の凝固時間を測定する

異常値を示すおもな疾患や原因

★ **18秒以上**：ビタミンK欠乏症、急性肝炎、肝硬変、肝がん、播種性血管内凝固症候群（DIC）、ワルファリン投与時、異常フィブリノゲン血症、骨髄腫など

★ **13〜18秒**：ビタミンK欠乏症、播種性血管内凝固症候群（DIC）、ワルファリン投与時、劇症肝炎、抗凝固薬投与時など

基準値		
凝固時間	：	**11〜13** 秒
プロトロンビン比	：	**0.85〜1.15**
プロトロンビン活性	：	**80〜120** %
INR	：	**0.9〜1.1**

この検査について

▶ プロトロンビンは、止血の中心的な役割を果たす血液凝固因子の1つ。

▶ PT時間は、血液凝固因子の異常を検出するための検査で、血漿中のプロトロンビンに試薬（トロンボプラスチン）を加

54　用語解説 ▶ ワルファリン：血栓形成の予防・治療に不可欠な経口抗凝固薬。

え、凝固するまでの時間を測定したもの。
▶ 血液凝固因子はほとんどが肝臓でつくられるため、肝機能が低下すると、血液中の血液凝固因子が減少し、血液が固まるのに時間がかかるようになる。

知っておきたいこと

▶ PTの測定値の表示法には以下のものがある。
　プロトロンビン時間　凝固までの時間そのものを、秒で表した値。
　プロトロンビン比　検体のプロトロンビン時間を正常血漿（けっしょう）のプロトロンビン時間で割った値。濃度が減少すると、指数は大きくなる。
　プロトロンビン活性　健康な人と比べてプロトロンビンがどのくらいの割合で働くか％で表す。
▶ ワルファリン投与時のモニタリングとしては、INR（International Normalized Ratio）が使用される。
▶ 採血から測定までの経過時間で検査結果が左右されるため、血液を採取したら、速やかに検査へ回す。

> **ここがポイント！**
> **INR（International Normalized Ratio）**
> ● INRとは国際標準化比のこと。各メーカーの試薬の感度を国際感度指数によって標準化したもので、ワルファリン療法のモニターとして広く用いられている。

用語解説 ▶ **播種性血管内凝固症候群（DIC）**：基礎疾患により凝固反応が活性され、全身の微小血管内に播種性の血栓が形成された状態。

止血・血栓検査

activated partial thromboplastin time
活性化部分トロンボプラスチン時間〈APTT〉

出血性素因の疾患のスクリーニング検査

検査方法 | プロトロンビン時間との組み合わせで凝固因子異常を調べる

異常値を示すおもな疾患や原因

★【延長】凝固因子の量的・質的異常症、重症肝障害、血友病、ビタミンK欠乏症、経口抗凝固薬(ワルファリン)・ヘパリン投与時、播種性血管内凝固症候群(DIC)、フォン・ヴィレブランド病、抗リン脂質抗体症候群(ループスアンチコアグラント)など

血友病：先天的な第Ⅷ因子欠乏の病態を血友病A、Ⅸ因子欠乏の病態を血友病Bという。一方、後天的にⅧ因子に対するインヒビター(自己抗体)が発生することがあり、後天性血友病ないし後天性血友病Aという。

★重症肝障害、経口抗凝固薬(ワルファリン)・ヘパリン投与時

基準値 **25~40 秒**

この検査について

▶ 内因系凝固因子であるⅧ、Ⅸ、Ⅺの異常を調べる。

知っておきたいこと

▶ 血友病の疑いがあるときは、家族の病歴も調べる。
▶ 採血時の組織液混入は、凝固時間が短縮するので要注意。

用語解説 ▶ フォン・ヴィレブランド病：止血に必要なタンパク質のフォン・ヴィレブランド因子の不足・異常などが起こる疾患。

止血・血栓検査

fibrinogen
フィブリノゲン

血液疾患の診断や治療効果、肝機能検査としても用いられる

検査方法 │ PT、APTTと一緒に、測定器で測定される

異常値を示すおもな疾患や原因

高 ★ 感染症、悪性腫瘍、脳血栓症、糖尿病、ネフローゼ症候群、膠原病、閉塞性黄疸、妊娠末期、フィブリノゲン製剤の投与など

基準値 **150～400 mg/dL**

低 ★ 無フィブリノゲン血症、異常フィブリノゲン血症、低フィブリノゲン血症、重症肝疾患、播種性血管内凝固症候群（DIC）、大量出血、巨大血栓症など

この検査について

▶ フィブリノゲンは肝臓で合成される血液凝固因子の1つ。約80％が血液中に、約20％が組織中に存在する。

知っておきたいこと

▶ 800mg/dLの異常高値では血栓傾向、100mg/dL以下では低フィブリノゲン血症、50mg/dL以下では出血に注意する。
▶ 妊婦や高齢者は、高値を示す。

関連項目 ▶ プロトロンビン時間(p54)、活性化部分トロンボプラスチン時間(p56)

止血・血栓検査

fibrin/fibrinogen degradation products
フィブリン／フィブリノゲン分解産物〈FDP〉

線溶機能を把握し、DIC や血栓症などの診断に用いる

検査方法 | ラテックス凝集法（LPIA）などで調べる

異常値を示すおもな疾患や原因

★ 播種性血管内凝固症候群（DIC）、心筋梗塞、血栓症、悪性腫瘍、肝硬変、異常フィブリノゲン血症、劇症肝炎、炎症性疾患、血栓性血小板減少性紫斑病、ウロキナーゼ投与など

播種性血管内凝固症候群（DIC）：DIC は、感染症や悪性腫瘍などの基礎疾患に合併して、全身に血栓が生じる状態である。発症すると死に至る可能性が高いため、迅速な検査と治療が必要である。

基準値 **10 μg/mL 未満**

この検査について

▶ 血管内の線溶亢進状態を把握するスクリーニング検査として用いられる。

知っておきたいこと

▶ フィブリン／フィブリノゲン分解産物（FDP）の検出は、体内で凝固異常や血栓が生じたことを、意味している。
▶ FDP が 40 μg/mL 以上の高値の場合は、DIC が疑われる。

単位の読み方 ▶ μg/mL：マイクログラムパーミリリットル

止血・血栓検査
D dimer

D-ダイマー
（ディー）

線溶機能を把握し、DICや血栓症などの診断に用いる

検査方法 | ラテックス凝集法（LPIA）などで調べる

異常値を示すおもな疾患や原因

★ 白血病、心筋梗塞、脳梗塞、播種性血管内凝固症候群（DIC）、深部静脈血栓症、肺塞栓症、肝硬変、大動脈瘤、血栓性血小板減少性紫斑病、悪性腫瘍、術後、血栓症、血栓溶解療法など

基準値
LPIA ：**1.0 μg/mL 以下**
ELISA：**0.5 μg/mL 以下**

この検査について

▶ 血管内の線溶亢進状態を把握するスクリーニング検査として用いられる。
▶ DICや深部静脈血栓症、肺塞栓症などのスクリーニング検査に用いられるほか、血栓溶解療法（ウロキナーゼ投与）時のモニタリングにも用いられる。

知っておきたいこと

▶ 血栓形成傾向を認める疾患では、D-ダイマーの値が上昇する可能性が高い。

用語解説 ▶ 線溶：形成された血栓が溶解する現象をいう。

血液生化学検査

serum total protein, total protein

血清総タンパク〈TP〉

栄養状態や肝・腎機能を評価するうえで欠かせない検査

検査方法 | 採血後、血液凝固防止剤を入れて遠心分離機にかけ、血清からタンパクを取り出して調べる

異常値を示すおもな疾患や原因

★**高タンパク血症：**
多発性骨髄腫、悪性腫瘍、膠原病、原発性マクログロブリン血症、慢性肝疾患、肝硬変、慢性炎症性疾患、粘液水腫など

★**その他**：脱水症など

基準値 **6.5～8.0 g/dL**

★**低タンパク血症：**
急性肝炎、肝硬変、劇症肝炎などの肝障害。ネフローゼ症候群、急性腎炎、吸収不全症候群、タンパク漏出性胃腸症、びまん性皮膚炎、熱傷、慢性炎症性疾患、甲状腺機能亢進症、全身浮腫、腹水など

★**その他：**
栄養摂取不足、悪液質、急性感染症、腸吸収不全症候群、妊娠など

用語解説 ▶ g/dL：グラムパーデシリットル

この検査について

- 血清総タンパク（TP）は、ヒトの血清中のタンパク成分の総称を表す。
- 血清タンパクは、浸透圧を維持したり、活性物質を必要な臓器まで輸送したりするなど、多くの働きをしている。
- 肝機能に障害があると、血清タンパクの産生に異常をきたすことから、肝機能を反映する検査として重視される。
- タンパク質の経口摂取不足による栄養障害や、ネフローゼ症候群では低値を示す。
- 血清総タンパクが低下した場合は、浮腫や腹水がみられ、自覚症状としては易疲労感が生じる。
- TPとともに血清アルブミン（▶p62）を調べることが多い。

知っておきたいこと

高値 8.5g/dL 以上を高タンパク血症という。
低値 6.0g/dL 以下を低タンパク血症という。
年齢 TPは20歳代で最も高い。
女性 妊娠中は低値を示す。

注意すべきTPの変動

- 臥位よりも立位のほうが、TPが高くなる。
- 20歳代で最も高く、加齢とともにTPは低下する。
- 夏よりも冬のほうが、TPが高くなる。

用語解説 ▶ 臥位：寝た状態の体位。

血液生化学検査
serum albumin
血清アルブミン〈Alb〉
TPなどとともに、栄養状態や肝・腎機能を評価する

検査方法 | 色素結合法が一般的に用いられる

異常値を示すおもな疾患や原因

高 ★**脱水症状**

脱水：脱水によって血中の水分が減少し、血清Albが高値になると考えられる。

基準値 ▶ **3.8〜5.2 g/dL**

低 ★**ネフローゼ症候群、重症肝疾患、タンパク漏出性胃腸症、熱傷、呼吸不全症候群、栄養障害など**

ネフローゼ症候群：Albが尿に漏出して大量のタンパク尿になり、低Alb血症を示す。血清アルブミン値3.0g/dL以下が、診断の必須条件の1つとされている。

肝障害：肝硬変・劇症肝炎では、肝臓におけるタンパク合成能が低下し、低Alb血症が起こる。

炎症性疾患、熱傷：体内の炎症部位でタンパク質の消費が増加し、血清Albが低下する。免疫力が低下している状態では、急速に血清Albが低下することがある。

栄養障害：タンパク質の摂取不足、消化吸収障害など

62　用語解説 ▶タンパク漏出性胃腸症：消化管内にタンパク質が漏れ出る疾患。

この検査について

- アルブミン（Alb）は、血清中の総タンパク（▶p60）の中で最も多く60〜70%を占める。
- Albは、血中における血漿膠質浸透圧の維持・調節を行う。
- Albは、肝臓で合成され、血中のさまざまな物質と結合し、目的の臓器まで輸送する役目を担っている。
- Albはタンパク代謝を反映するため、栄養状態の指標となる。また、肝臓で合成されるため、肝機能の指標となる。

知っておきたいこと

- Albの増加は、脱水症状以外では認められない。
- Albの低下は、栄養摂取の低下や消化管における吸収障害、肝臓の障害、腎や消化管からの漏出などを示している。
- 低アルブミン血症は、生命予後やQOLの低下につながる重篤な状態であり、原因疾患の治療や栄養補給などが必要となる。

運動 激しい運動をした後に血清Albが高くなることがある。

年齢 加齢に伴って血清Albが低下し、低Alb血症が起こりやすい。

高齢者 特に高齢者では、低栄養から低Alb血症になりやすい。高齢者の栄養状態を把握するには、定期的な血清Albの測定が有用。

時間 早朝よりも、夕方になると高値を示す。

用語解説 ▶ **QOL**：Quality of life。生活の質、生命の質などの意味。

血液生化学検査
albumin/globulin ratio

アルブミン／グロブリン比〈A/G比〉

最も簡便に血清タンパクの異常を把握できる指標

検査方法 | アルブミンとグロブリンの値の比を調べる

異常値を示すおもな疾患や原因

高 ↑

★ 免疫不全症候群など

基準値 1.1〜2 g/dL

低 ↓

★ **アルブミンの低下：**

急性および慢性肝炎・肝硬変などの重症肝疾患、慢性炎症性疾患、ネフローゼ症候群、糸球体腎炎、膠原病、慢性感染症、タンパク漏出性胃腸症、多発性骨髄腫、呼吸不全症候群、先天性無アルブミン血症、栄養障害など

★ **その他：**栄養不良、飢餓状態など

★ **グロブリンの増加：**

膠原病、急性および慢性肝炎・肝硬変などの重症肝疾患、多発性骨髄腫、マクログロブリン血症など

多発性骨髄腫：骨髄内の形質細胞では、免疫グロブリンがつくられている。形質細胞ががん化することで、異常な免疫グロブリンが増加する。

単位の読み方 ▶ g/dL：グラムパーデシリットル

この検査について

- 血清総タンパク（▶p60）から血清アルブミン（▶p62）を引いたものをグロブリン（G）とし、血清アルブミンとの比を求めたものがA/G比である。
- 血清総タンパクは栄養状態や肝・腎機能を示すが、基準値内でも異常が隠れていることがある。
- A/G比の検査だけでは、疾患を特定するまでには至らない。病気の程度を知るために使われることが多い。

知っておきたいこと

高値 健常者でもA/Gが高値を示すことがある。
低値 A/G比の低下はAlbの減少、あるいはグロブリンの増加、Albおよびグロブリンの上昇によって起こる。
薬剤 副腎皮質ホルモン、免疫抑制剤などでA/G比は高値を示すことがある。

AG比を算出するおもな方法

- 血清総タンパクの測定はビューレット法、血清アルブミン値の測定は改良BCP法を用いて、A/G比を算出するのが一般的である。
- 電気泳動法を用いた血清タンパク分画検査を行い、A/G比を算出する方法もある。

血液生化学検査

aspartate aminotransferase / alanine aminotransferase

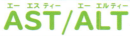
AST/ALT
エー エスティー　エー エルティー

肝機能の重要な指標であり、広く用いられている

検査方法 | 採血した血清中のAST、ALTを測定する

異常値を示すおもな疾患や原因

AST

- ★ **1000IU/L 以上**：ウイルス性肝炎、劇症肝炎、虚血性肝炎など
- ★ **500～1000IU/L**：ウイルス性肝炎、急性アルコール性肝炎、急性肝炎、総胆管結石など
- ★ **100～500IU/L**：ウイルス性慢性肝炎、急性アルコール肝炎、脂肪肝、閉塞性黄疸（へいそくせいおうだん）、自己免疫性肝炎、溶血性疾患、筋肉疾患など
- ★ **その他**：肝硬変、肝細胞がん、薬物性肝障害など

基準値 **10～33 IU/L**

この検査について

▶ AST、ALTは、アミノ酸をつくる働きをしている酵素。

▶ ASTとALTは、以前はそれぞれGOT（グルタミン酸オキサロ酢酸トランスアミラーゼ）、GPT（グルタミン酸ピルビン酸トランスアミラーゼ）と呼ばれていたが、現在はAST（アスパラギン酸アミノトランスフェラーゼ）とALT（アラニン

用語解説 ▶**酵素**：生体内で起こる化学反応を助ける「触媒」の役割をもつ。

異常値を示すおもな疾患や原因

ALT

★ **1000IU/L 以上**：ウイルス性肝炎、劇症肝炎、虚血性肝炎など

★ **500〜1000IU/L**：ウイルス性肝炎、急性アルコール性肝炎、急性肝炎、総胆管結石など

★ **100〜500IU/L**：ウイルス性慢性肝炎、急性アルコール肝炎、脂肪肝、閉塞性黄疸、自己免疫性肝炎など

★ **その他**：肝硬変、肝細胞がん、薬物性肝障害、甲状腺機能亢進症など

高

基準値 ▶ **5〜40 IU/L**

アミノトランスフェラーゼ）が一般的である。

AST 幹細胞内、筋細胞内、赤血球内に存在する。

ALT 細胞内に存在する。

▶ 一般的にASTとALTは、一緒に測定する。

知っておきたいこと

▶ 透析患者は、腎機能が正常な人に比べてAST、ALTが低値を示す。

運動 **AST** CKとともに上昇し、最大約20倍にもなる。

　　　ALT わずかに上昇する。

年齢 **AST** 高齢になると上昇する傾向にある。

　　　ALT 年齢の影響は受けない。

単位の読み方 ▶ IU/L：アイユーパーリットル

血液生化学検査

lactate dehydrogenase
乳酸脱水素酵素〈LD, LDH〉

肝・心疾患、腫瘍、貧血などのスクリーニング検査に有用

検査方法 | 採血した血清中のLDを測定する

異常値を示すおもな疾患や原因

★ **急性肝炎、慢性肝炎、肝がん、急性心筋梗塞、肝胆道がん、膵がん、大腸がん、悪性リンパ腫、進行性筋ジストロフィー、皮膚筋炎、心不全、心筋症、ネフローゼ症候群、関節リウマチ、悪性貧血、溶血性貧血、急性骨髄性白血病** など

肝疾患：急性肝炎は初期から上昇を示す（1,000 IU/L以上）。慢性肝炎、肝がんは軽度の上昇を示す。

心疾患：急性心筋梗塞で著しく上昇する（1,000 IU/L以上）。

基準値 **115〜245 IU/L**

★ H型サブユニット欠損症など

この検査について

▶ 乳酸脱水素酵素（LD, LDH）は、体内の組織や臓器に広く分布する酵素。

▶ LDは特異性が低いため、スクリーニング検査として広く用いられることが多い。

68　単位の読み方 ▶ IU/L：アイユーパーリットル

▶ LDには、LD_1、LD_2、LD_3、LD_4、LD_5の５種類のアイソザイム（▶p159）があり、各臓器・組織によってアイソザイムのパターンが異なる。

知っておきたいこと

▶ LD値は変動することがあるので、１回の測定では判断できない。

運動 激しい運動をした後や筋肉注射をした後に、LDが上昇することがあるので、採血前には激しい運動などは避けるようにする。

飲酒 食事では変動しないが、飲酒でわずかに上昇する。

小児 新生児のLDは成人の約２倍だが、漸減していき、思春期以降は成人と同じになる。

妊娠 妊娠後期に上昇し、出産直前では基準値の２倍近くにもなる。

薬剤 ステロイド薬、プロプラノロールなどで高値を示す。免疫抑制薬、抗がん剤などで低値を示す。

ここがポイント！

LDの検体取り扱いには要注意

● 血清分離後は、速やかに分析する。
● －20℃では、活性低下するため、凍結保存するときは、－40℃～－80℃で行う。

用語解説 ▶ **アイソザイム**：同じ酵素としての活性、反応をもつが、分子構造が異なるもの。

2

ルーチン検査

血液生化学検査

乳酸脱水素酵素

69

血液生化学検査
creatine kinase

クレアチンキナーゼ〈CK, CPK〉(シーケイ、シーピーケイ)

心筋疾患や骨格筋疾患などの診断に役立つ

検査方法 | 採血した血清中のCK濃度を測定する

異常値を示すおもな疾患や原因

高 ▲
- ★ **筋肉疾患**：筋ジストロフィー、神経性筋萎縮症、多発性筋炎、皮膚筋炎、横紋筋融解症など
- ★ **心筋疾患**：急性心筋梗塞、狭心症、心筋炎など
- ★ **脳神経疾患**：脳梗塞、脳損傷など
- ★ **その他**：悪性腫瘍、甲状腺機能低下症、末梢循環不全、アルコール多飲者など

基準値
男性 **60〜290 U/L**
女性 **45〜165 U/L**

低 ▼
- ★ 甲状腺機能亢進症、関節リウマチ、全身性エリテマトーデス、高ビリルビン血症、シェーグレン症候群、長期臥床など

この検査について

▶ クレアチンキナーゼ（CK）は、骨格筋、心筋、脳、平滑筋などに多く存在する酵素で、筋のエネルギー代謝に重要な役割を果たしている。

▶ CKは、筋細胞が損傷すると血液に流出する。

▶ CKの異常が筋疾患の指標となる。

用語解説 ▶ **横紋筋融解症**：筋細胞の破壊により、筋肉の成分が血中に流出した状態。

▶ CK は M 型（筋型）と B 型（脳型）のサブユニットから構成され、3 つのアイソザイム（CK-MM：骨格筋由来、CK-MB：心筋由来、CK-BB：脳・平滑筋由来）がある（▶p160）。

🐹 知っておきたいこと

▶ **急性心筋梗塞**　心筋梗塞症の発作後 4 ～ 5 時間で血中に CK が出現し、著しい高値を示す。このため、臨床における急性心筋梗塞の診断に汎用されている。小さい梗塞巣などでは、経時的に CK を測定する必要がある。

▶ **筋ジストロフィー**　筋肉が持続的に障害されるため、CK が高値を示す。

▶ **甲状腺機能異常**　甲状腺機能低下症では CK は高値を示し、甲状腺機能亢進症では低値を示す。

運動　激しい運動の後や、筋肉注射の影響で、CK が上昇することがある。

性差　筋肉量が多い男性は、女性よりも CK が高値になる。

急性心筋梗塞の診断マーカー

● CK-MB は心筋への特異性が高いため、急性心筋梗塞をはじめとする心筋障害の重要な診断マーカーとして用いられている。
● CK が高値を示し、急性心筋梗塞が疑われる場合は、CK-MB のほかに、AST、LD、心筋トロポニン T などの検査も行う。

関連項目 ▶ AST（p66）、LD（p68）、心筋トロポニン T（p155）など

血液生化学検査

alkaline phosphatase
ALP（アルカリフォスファターゼ）
肝・胆道疾患や骨疾患の診断に有用

検査方法 | 採血した血清中のALPを測定する

異常値を示すおもな疾患や原因

★ **肝疾患**：胆汁鬱滞、肝硬変、肝細胞がん、鬱血肝、慢性肝炎、薬剤性肝障害、アルコール性肝障害など

★ **胆道系疾患**：胆石症、胆道閉塞、胆管がん、総胆管結石、胆道感染など

★ **骨疾患**：骨折、骨腫瘍、骨軟化症、くる病、骨肉腫、転移性骨腫瘍など

★ **その他**：甲状腺機能亢進症、悪性腫瘍、潰瘍性大腸炎、慢性腎不全、サルコイドーシス、粟粒結核、糖尿病、妊娠など

基準値 **80～260 IU/L**

★ 先天性の低アルカリフォスファターゼ症、食生活におけるタンパク欠乏など

この検査について

▶ アルカリフォスファターゼ（ALP）は、全身に分布し、多くのリン酸化合物を分解する酵素である。

▶ ALPは、肝・胆道以外に、骨や腎臓、胎盤、小腸の粘膜上皮、

単位の読み方 ▶ U/L：ユニットパーリットル

肝細胞、胆管上皮細胞、乳腺などに比較的高濃度に存在する。

▶ 肝・胆道系疾患や骨疾患などの診断、経過観察によく用いられる。

▶ γ-GT（▶p74）と併用することが多く、胆汁の流出障害の有無を知るための指標とされる。

▶ ほかに、肝の機能状態、骨の破壊新生、胎盤の機能状態を知る指標としても重要。

▶ ALPが高値の場合は、ALPアイソザイム（▶p161）を測定して、由来臓器を鑑別する。

▶ アイソザイムには、ALP1（高分子ALP）、ALP2（肝性ALP）、ALP3（骨性ALP）、ALP4（胎盤性ALP）、ALP5（小腸性ALP）、ALP6（免疫グロブリン結合性ALP）がある。

🐹 知っておきたいこと

▶ **閉塞性黄疸**　ALPとγ-GTがともに高値を示す場合、胆汁鬱滞や胆石症などによる閉塞性黄疸を疑い、腹部超音波検査などを行う。

▶ **骨疾患**　骨折や骨腫瘍などでは、ALPが上昇する。

薬剤　薬剤によって胆汁鬱滞が生じると、ALPが上昇する。

血液型　B型、O型の人は、それ以外の血液型に比べ、食後に高値となることがある。原則、空腹時に採血する。

年齢　小児～思春期にかけては、骨の成長によりALP3が成人の3～4倍の高値を示すことがある。

妊娠　妊娠後期に2～3倍の高値となるが、出産後3週間程度で基準値に戻る。

用語解説 ▶胆汁鬱滞：肝内に胆汁が鬱滞し、血液中に胆汁成分が増加した状態。

血液生化学検査

γ-glutamyl transferase(γ-glutamyl transpeptidase)
γ-GT(γ-GTP)
肝疾患・胆道疾患の診断に用いられている

検査方法 | 採血した血清中のγ-GTを測定する

異常値を示すおもな疾患や原因

- ★ **肝の悪性腫瘍**：肝がん、悪性リンパ腫など
- ★ **胆汁鬱滞性肝疾患**：原発性胆汁性肝硬変、原発性硬化性胆管炎、胆道閉塞など
- ★ **アルコール性肝疾患**：アルコール性の脂肪肝、慢性肝炎、肝線維症、肝硬変など
- ★ **薬物性肝疾患**：ALPやLAPは基準値を示し、γ-GTのみが上昇する。抗てんかん剤、鎮静剤、睡眠薬、精神安定剤、糖尿病治療薬の長期服用などで高値となる。
- ★ **その他**：急性心筋梗塞、慢性膵炎、脳血管障害、熱傷など

基準値
- 男性 **10~50 IU/L以下**
- 女性 **9~32 IU/L以下**

この検査について

▶ γ-GT・γ-GTP(γ-グルタミルトランスペプチダーゼ)は、ALP(▶p72)と同じく、リン酸化合物を分解する肝胆道系酵素である。

▶ γ-GTは、特に肝細胞に多く含まれており、解毒に関与して

単位の読み方 ▶ IU/L：アイユーユニットパーリットル

いる物質の産生に重要な役割を果たしている。
- ▶ アルコールや薬物には酵素誘導する働きがあり、そのためアルコール性肝障害や薬物性肝障害でγ-GTが上昇する。
- ▶ 心筋梗塞やてんかんなどでもγ-GTが上昇することがある。
- ▶ γ-GTは腎臓にも多く存在するが、腎疾患では上昇しない。

知っておきたいこと

- ▶ **肝胆疾患** 胆汁鬱滞、閉塞性黄疸などでは、γ-GTが上昇する。ALP、LAPなど、ほかの肝胆道系酵素も上昇している場合は、腹部超音波検査などの画像検査を行う。
- ▶ **アルコール性肝疾患** アルコール常飲者において、γ-GTは高値を示す。特にアルコール性肝炎では著しく上昇する。禁酒をすればγ-GTは低下する。
- ▶ **薬剤性肝疾患** 抗痙攣薬、ステロイド薬などでもγ-GTが上昇する。原因薬剤の服用中止によりγ-GTは低下する。

(個人差) γ-GTは個人差が大きい。
(女性) 男性よりγ-GTが低値である。
(年齢) 成人に比べて、小児、若年者は低めである。

γ-GTと生活習慣病

- 非飲酒者でもγ-GTが上昇することがある。
- 近年、メタボリックシンドロームの増加に伴い、脂肪肝の患者においても、しばしばγ-GTが上昇する。
- 生活習慣病の予測因子としても注目されている。

関連項目 ▶AST/ALT(p66)、LD(p68)、ALP(p72)、LAP(p162)など

血液生化学検査

cholinesterase

コリンエステラーゼ〈ChE〉

肝臓のタンパク合成能を把握するための重要な検査

検査方法 ヘパリン採血で得られる血漿を検体とする

異常値を示すおもな疾患や原因

★ 脂肪肝、ネフローゼ症候群、糖尿病、肥満、甲状腺機能亢進症、喘息、高リポタンパク血症、遺伝性コリンエステラーゼ血症など

高

基準値 → 男性 **242~495** U/L
女性 **200~459** U/L

低

★ 劇症肝炎、慢性肝炎、肝硬変、肝がん、肝細胞がん、膵がん、有機リン中毒、重症消耗性疾患、悪性腫瘍、敗血症、低栄養、栄養障害、心不全、甲状腺機能低下症、鬱血性心不全、潰瘍性大腸炎など

この検査について

▶ コリンエステラーゼ（ChE）は、体内にあるコリンエステルという物質を、コリンと酢酸に加水分解する触媒酵素。以下の2つに大別される。

アセチルコリンエステラーゼ（AChE）	アセチルコリンのみを加水分解する
偽性コリンエステラーゼ	アセチルコリンのほかに、ベンゾルコリン、ブチルコリンなども加水分解する。臨床検査では、コリンエステラーゼとして扱うのが一般的。

76　単位の読み方 ▶U/L：ユニットパーリットル

▶ ChEは、肝臓のタンパク合成能を示す指標の1つであり、肝疾患の重症度判定にも役立つ。

 知っておきたいこと

▶ **肝疾患** 急性肝炎では、ChEは軽度の低下だが、劇症肝炎に移行すると、ChEは著しい低値を示す。慢性肝炎になると、ChEは中等度の低値を示し、肝硬変、肝がんへと進行するにつれて著しく低下する。

▶ **有機リン中毒** 有機リン化合物は、ChEの酵素活性を阻害するため、著しく低値を示す。肝疾患のほかに著しいChEの低下がみられた場合、有機リン中毒を疑う。

▶ **低栄養** 低栄養の診断、経過観察に用いる。

▶ **遺伝性ChE変異** 先天的なChEの遺伝性変異（遺伝性ChE低下症）では、術前の筋弛緩剤や局所麻酔剤の投与で遷延性無呼吸を引き起こす危険性が知られている。

女性 男性より低めの値で、生理中や妊娠中はさらに低下する。
男性 成人してからは、年齢とともに低下していく。

タンパク合成能の評価で行われる検査

● 肝臓におけるタンパク合成能の評価は、ChEのほかに、プロトロンビン時間（▶p54）、血清アルブミン（▶p62）、総コレステロール（▶p80）などの検査を行う。

用語解説 ▶ **劇症肝炎**：急性肝炎から急激に悪化し肝細胞が破壊された状態。

77

血液生化学検査

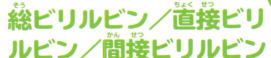

total bilirubin/direct bilirubin/indirect bilirubin

総ビリルビン／直接ビリルビン／間接ビリルビン

肝・胆道疾患（特に黄疸）の診断に不可欠の検査

検査方法 | 酵素や試薬を用いて、採血した血清からビリルビンを測定する

異常値を示すおもな疾患や原因

総ビリルビン：直接ビリルビン＋間接ビリルビン

★ 黄疸、肝・胆道疾患、溶血性疾患など

黄疸：ビリルビン代謝異常により、血中のビリルビンが増加し、皮膚や眼球結膜などが黄染した状態をいう。

不顕性黄疸：総ビリルビンが 1～2mg/dL と軽度に高値を示すが、肉眼的に症状に気づくことは困難。

顕在性黄疸：2mg/dL 以上では、皮膚の黄染を認める。

基準値 **0.2～1.2 mg/dL**

異常値を示すおもな疾患や原因

直接ビリルビン

★ 肝炎、肝硬変、劇症肝炎、肝がん、肝内胆汁鬱滞、胆管がん、肝細胞性黄疸、デュビン・ジョンソン症候群、ローター症候群、急性脂肪肝など

基準値 **0～0.4 mg/dL**

単位の読み方 ▶ mg/dL：ミリグラムパーデシリットル

異常値を示すおもな疾患や原因

間接ビリルビン
★ 溶血性貧血、黄疸、シャント型高ビリルビン血症、ジルベール病、クリグラー・ナジャー症候群、重症肝炎、心不全など

基準値 0〜0.8 mg/dL

この検査について

▶ 体内で生成されるビリルビンの約80％は、老廃赤血球のヘモグロビンに由来する。
▶ 直接ビリルビンは、肝臓で無毒化されたビリルビンである。胆汁中に排出され、小腸でウロビリノーゲンとなり、大半が便として排泄される。
▶ 間接ビリルビンは、肝細胞で処理される前のビリルビン。

知っておきたいこと

▶ **総ビリルビン値** 2mg/dL以上になると眼球の白色部分が黄色になり、尿も黄褐色になる。3mg/dL以上では、黄疸を確認できる。
- **小児** 新生児期の黄疸のほとんどは生理的なものである。
- **性差** 総ビリルビン、間接ビリルビンは、ともに男性のほうが高値を示す。
- **薬剤** エストロゲン、経口避妊薬などの影響を受け、直接ビリルビンが上昇することがある。

用語解説 ▶ **黄疸**：血中ビリルビンが増加して、皮膚や粘膜が黄色になった状態。

血液生化学検査

total cholesterol/low density lipoprotein cholesterol/high density lipoprotein cholesterol

総コレステロール／LDLコレステロール〈LDL-C〉／HDLコレステロール〈HDL-C〉

脂質代謝異常の指標であり、動脈硬化の危険性を調べる

検査方法｜高コレステロール血症の診断に用いられる

異常値を示すおもな疾患や原因

総コレステロール

高 ★ 家族性高コレステロール血症、家族性Ⅲ型高脂血症、糖尿病、甲状腺機能低下症、閉塞性黄疸、肝がん、ネフローゼ症候群、痛風など

基準値 **120～220 mg/dL**

低 ★ 無βリポタンパク血症、低βリポタンパク血症、甲状腺機能亢進症、アジソン病、慢性肝炎、肝硬変など

この検査について

▶ 血中のコレステロールは、タンパク質と結びついたリポタンパク（LDL、HDLなど）として存在する。

▶ **総コレステロール** コレステロールは脂肪の一種で、脂肪酸と結びついたエステル型と、遊離型をあわせて総コレステロールと呼ぶ。

▶ **LDL-C** 全身にコレステロールを運ぶ役割があるが、増えすぎると動脈硬化を進めることから「悪玉コレステロール」

単位の読み方 ▶mg/dL：ミリグラムパーデシリットル

異常値を示すおもな疾患や原因

LDL コレステロール（LDL-C）

高 ★家族性高コレステロール血症、家族性Ⅲ型高脂血症、甲状腺機能低下症、閉塞性黄疸、ネフローゼ症候群など

基準値 ▶ **70〜140 mg/dL**

低 ★無βリポタンパク血症、低βリポタンパク血症、劇症肝炎、肝硬変、慢性感染症など

異常値を示すおもな疾患や原因

HDL コレステロール（HDL-C）

高 ★CETP 欠損症、原発性胆汁性肝硬変（げんぱつせいたんじゅうせいかんこうへん）など

基準値 ▶ **40〜70 mg/dL**

低 ★アポタンパク A-Ⅰ欠損症、タンジール病、LCAT 欠損症、腎不全（じんふぜん）、骨髄腫（こつずいしゅ）、脳梗塞（のうこうそく）など

と呼ばれる。

▶ HDL-C　抗動脈硬化作用があることから、「善玉コレステロール」と呼ばれる。

🐹 知っておきたいこと

▶ 総コレステロール　女性は加齢に伴い増加する。特に更年期以降に急速に増加する。

▶ LDL-C　総コレステロールと相関を示す。高値のほうが、冠動脈疾患の危険因子として重要となる。

▶ HDL-C　冠動脈疾患の危険因子として、低値が問題となる。

用語解説 ▶ CETP：コレステリルエステル転送タンパク。
　　　　　LCAT：レシチンコレステロールアシルトランスフェラーゼ。

2 ルーチン検査　血液生化学検査　総コレステロール／LDLコレステロール／HDLコレステロール

血液生化学検査

serum uric acid
血清尿酸〈UA〉
痛風の診断のほか、健診のスクリーニング検査に用いられる

検査方法 | 血清1dL中の尿酸を測定する

異常値を示すおもな疾患や原因

★ 痛風、無症候性高尿酸血症、白血病、腎不全、悪性リンパ腫、尿酸の排泄低下、尿路結石症（尿酸結石）、慢性骨髄性増殖症候群など

　高尿酸血症：血清尿酸値が7.0mg/dL以上と定義される。

基準値
男性 **3.5～7.0 mg/dL**
女性 **2.5～7.0 mg/dL**

★ 尿細管性アシドーシス、腎性低尿酸血症、重症肝障害、ウィルソン病、キサンチン尿症など

この検査について

▶ 尿酸は、細胞に含まれている核酸（プリン体）が分解されて生じる物質であり、腎臓を経て尿中に排泄される。
▶ 尿酸の異常は、体内における尿酸の生成亢進と腎臓での尿酸排泄の低下によるものである。

知っておきたいこと

▶ 高尿酸血症は、高血圧、高血糖、脂質異常などを合併しやすく、メタボリックシンドロームと深い関係にある。

用語解説 ▶痛風：尿酸がたまって結晶になり、激しい関節炎を起こす疾患。

血液生化学検査

blood urea nitrogen

血中尿素窒素〈BUN〉

腎機能や肝機能の障害をチェックする

検査方法｜血清1dL中の尿素窒素を測定する

異常値を示すおもな疾患や原因

★ 腎機能障害、腎不全、閉塞性尿路疾患、脱水、消化管出血、心不全、絶食、高タンパク食の摂取、甲状腺機能亢進症、重症感染症など

基準値　**8〜22 mg/dL**

★ 肝不全、多尿、低タンパク食、マニトール利尿、慢性腎不全など

この検査について

▶ 尿素は、タンパク質の分解によって生じたアンモニアを、肝臓の尿素回路で代謝・変換した物質である。

▶ 血中尿素窒素（BUN）とは、血液中の尿素に含まれる窒素分のことをいう。

▶ 血中に放出された尿素は、腎糸球体で濾過されて尿中に排泄されるため、BUNを測定することで、腎機能を評価することができる。

▶ 通常、腎機能のスクリーニング検査では、BUNとクレアチニン（▶p85）を同時に測定する。

単位の読み方 ▶ mg/dL：ミリグラムパーデシリットル

▶ 腎機能が多少低下しても、BUN はあまり変動しない。腎機能が 50％を下回ると、BUN はクレアチニンとともに高値を示す。

知っておきたいこと

▶ 常に 50mg/dL を超えるときは、腎不全の可能性が高い。100mg/dL 以上になると、尿毒症の疑いがある。

▶ 消化管出血などによって、50mg/dL 以上になることはない。

男性 女性よりも 10〜20％高い。

女性 生理の直前になると上昇し、妊娠後期には低下する。

年齢 加齢とともに BUN は上昇していき、特に高齢者では高値を示す。

日内変動 BUN は日中は高く、夜は低くなる。

運動 激しい運動で BUN は上昇する。

薬剤 副腎皮質ステロイド薬、利尿薬、抗菌薬、免疫抑制薬、非ステロイド系抗炎症薬、抗悪性腫瘍薬、造影剤などは腎障害を引き起こし、BUN が高値を示すことがある。

ここがポイント！

採血するタイミングと BUN/Cr 比について

● 厳密な BUN 値の変化が必要な場合は、早朝空腹時に採血すること。

● BUN が高い場合は、BUN ／ Cr 比を計算し、10 以上であれば腎外性因子による影響と推測できる。

● 低タンパク食の摂取や血液透析直後では、BUN ／ Cr 比は 10 未満となる。

血液生化学検査
creatinine

クレアチニン〈Cr〉

外的因子の影響を受けずに腎機能を評価できる指標

検査方法 採血した血清中のCrを測定する

異常値を示すおもな疾患や原因

★ **急性糸球体腎炎、慢性糸球体腎炎、急性腎不全、慢性腎不全脱水症、鬱血性心不全、筋ジストロフィー、筋萎縮性側索硬化症、多発性筋炎、皮膚筋炎、甲状腺機能亢進症、先端巨大症など**

腎機能障害、腎不全、心不全：糸球体濾過量（GFR）が低下すると、Crが尿中に排泄されにくくなり、血中のCrが過剰になる。

脱水症：脱水を起こすと血液が濃縮され、血中のCrが上昇する。

筋ジストロフィー：進行性の筋力低下をきたす遺伝性疾患であり、筋肉の萎縮により血中のCrが減少する。

先端巨大症：成長ホルモンが過剰になり、特徴的な身体徴候や代謝異常をきたす疾患である。筋肉が肥大する特徴があるため、血中のCrが上昇する。

基準値
男性 **0.65～1.09 mg/dL**
女性 **0.46～0.82 mg/dL**

★ **肝硬変、甲状腺機能低下症、タンパク制限食など**

肝障害：肝臓でのCrの産生が低下し、血中のCrが減少する。

用語解説 ▶ **成長ホルモン**：下垂体前葉より産生・分泌されるホルモン。おもな作用は骨の成長促進など。

この検査について

▶ クレアチニン（Cr）は、筋肉中のタンパクが分解されてできる代謝産物で、腎臓で濾過されて尿中に排出される。
▶ Crの値をもとに、推算糸球体濾過量（▶p87）を算出することができる。
▶ 腎機能のスクリーニング検査では、Crと血中尿素窒素（▶p83）を同時に測定する。
▶ 通常、Crが高値を示すときは、腎機能はすでに50％を下回っている。
▶ 腎不全患者の透析を導入する時期の目安にもなる。

 ## 知っておきたいこと

日内変動 Crは日中低く、夕方から高くなる。
女性 女性のCrは、男性よりも高い。
食事 タンパク食などの影響を受けやすい。クレアチニン含有のサプリメントを摂取すると、Crが高くなる。

採血は早朝空腹時に

- 厳密なCr値の変化のデータが必要な場合は、早朝空腹時に採血すること。
- Crと同じタンパクの代謝産物であり、腎機能が低下すると血中に増加するシスタチンC（▶p170）は、Crよりも正確に腎機能を反映するといわれている。

血液生化学検査

estimated glomerular filtration rate

推算糸球体濾過量〈eGFR〉

腎機能の推定や慢性腎臓病（CKD）の重症度を評価する

検査方法｜血清クレアチニンを計算式に当てはめて算出する

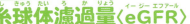

異常値を示すおもな疾患や原因

★ **130mL/分/1.73m² 以上**：糖尿病性腎症（初期）、高タンパク食の摂取、妊娠など

基準値 **90mL/分/1.73m² 以上**
＊CKDの重症度、正常値ではない

〈CKD（慢性腎臓病）重症度分類〉

腎機能 eGFR (mL/分/1.73m²)	重症度	GFR区分
≧ 90	正常 または 亢進	G1
60 〜 89	正常 または 軽度低下	G2
45 〜 59	軽度〜中等度低下	G3a
30 〜 44	中等度〜高度	G3b
15 〜 29	高度低下	G4
< 15 または 透析	末期腎不全	G5

★ 慢性糸球体腎炎、糖尿病性腎症（顕性タンパク尿期〜腎不全期）など

この検査について

▶ クレアチニン（▶p85）と、年齢、性別から計算する。

知っておきたいこと

女性 女性は男性より低値を示す。

用語解説 ▶ **高タンパク食**：タンパク質を多く含む食品。肉、魚介類、乳製品、納豆など。

血液生化学検査

glucose
血糖（けっとう）

糖尿病の診断や血糖コントロールなどの経過観察に不可欠

検査方法｜グルコースオキシダーゼ（GOD）による酵素法が主流

異常値を示すおもな疾患や原因

★ **糖尿病**：高血糖が慢性的に続く状態をいい、さまざまな合併症を引き起こす。

★ **糖尿病の診断**

空腹時血糖値	糖尿病の区分
126mg/dL 以上	糖尿病型
110〜126mg/dL 未満	境界型（糖尿病予備群）
100〜110mg/dL 未満	正常高値
100mg/dL 未満	正常型

同時に行われた HbA1c（▶p90）が高値、もしくは糖尿病の典型的な症状がある「糖尿病型」の場合は、糖尿病と診断される。

★ **その他**：先端巨大症、甲状腺機能亢進症、クッシング症候群、グルカゴノーマ、褐色細胞腫（かっしょくさいぼうしゅ）、肝障害、急性膵炎（きゅうせいすいえん）、異常インスリン血症など

基準値　空腹時：**70〜110 mg/dL**
（100〜110 mg/dLは正常高値）

★ ダンピング症候群、インスリン・経口血糖降下薬、インスリノーマ、肝がんなど

単位の読み方 ▶ mg/dL：ミリグラムパーデシリットル

この検査について

▶ 血糖とは、血液中に含まれるブドウ糖のことをいう。
▶ 血糖値は食事によって変動するため、検査のタイミングは次の3つに分けられる。

空腹時血糖値	前夜から絶食して、翌日午前中に採血する。 健康診断などに用いられる。
ブドウ糖負荷2時間値	ブドウ糖75gを飲んだ1、2時間後の血糖値。 糖尿病の疑いがある場合に行う。
随時血糖値	食事の有無にかかわらず測定した血糖値。

知っておきたいこと

食事 食後に血糖値が上昇し、健康な人は2時間後に元に戻る。一方、絶食や運動によって血糖値は低下する。

高血糖 高度な高血糖になると、糖尿病ケトアシドーシスに陥り、意識障害・昏睡状態を起こす。

低血糖 インスリン注射、経口血糖降下薬（SU薬など）服用者に起こりやすい。50 mg/dL以下で意識障害・昏睡状態を起こす。

▶ **ダンピング症候群** 胃切除後、食べ物が胃から小腸に急速に移行することでインスリン過剰分泌が起こり、食後2〜3時間後に低血糖症状があらわれることがある。

用語解説 ▶ **糖尿病ケトアシドーシス**：血糖値の上昇によって血液が酸性化する症状。意識障害（昏睡）に注意する。

血液生化学検査

hemoglobin A1c

HbA1c(グリコヘモグロビン)
エイチビー エー ワンシー

糖尿病の診断・治療で、血糖コントロールの評価に用いる

検査方法 | 血中ヘモグロビンにおける HbA1c の割合を調べる

異常値を示すおもな疾患や原因

★ **糖尿病**：糖尿病診断基準では、血糖値が糖尿病型で、HbA1c が 6.5%以上であれば、糖尿病と診断できる。

★ ヘモグロビンの異常や鉄欠乏性貧血によって、HbA1c が高値を示すことがある。

〈糖尿病患者の血糖コントロール目標〉

成人	・血糖正常化をめざす　　　：6.0%未満 ・合併症予防　　　　　　　：7.0%未満 ・治療の強化が難しい場合：8.0%未満
小児	・1型糖尿病：7.5%未満 ・2型糖尿病：6.0%未満（少なくとも7.5%未満）
高齢者	・年齢や認知機能、身体機能、併発疾患、重症低血糖を招く薬剤の有無などを考慮して、個別に目標HbA1c を 7.0 ～ 8.5%に設定

★ **その他**：異常ヘモグロビン血症、腎不全など

高

基準値 **4.6～6.2** %

低

★ 溶血性貧血、肝硬変、腎性貧血、異常ヘモグロビン血症など

★ 高血糖であっても、溶血性貧血などがある場合は、HbA1c は低値を示す。

用語解説 ▶糖尿病診断基準：日本糖尿病学会によって作成されている。

この検査について

▶ ヘモグロビン(Hb)は、赤血球に含まれるタンパクで、ブドウ糖と結合するものを糖化Hbという。糖化Hbの中で、最も血糖の状態を表しているのが、HbA1cである。
▶ HbA1cは、血糖に比べ日々の変動が少なく、食事状況に左右されない点などからも、糖尿病診断の指標として広く活用されている。
▶ HbA1cの高値は、持続性の高血糖状態を示している。
▶ 糖尿病患者の血糖コントロールとして重要。

 ## 知っておきたいこと

▶ **糖尿病の診断** HbA1cのほかに、空腹時血糖値、ブドウ糖負荷2時間値、随時血糖値など(▶p89)も測定する。
▶ **糖尿病合併症** 細小血管合併症(網膜症、腎症、神経障害)の予防、進展抑制には、HbA1c 7.0%未満をめざす。

糖尿病の診断

● HbA1cだけでは糖尿病と診断できない。確定診断には血糖検査が必須。
● 初回検査で、同日に血糖値とHbA1cを測定し、糖尿病型を示した場合は、糖尿病と診断できる。

血液生化学検査

natrium(sodium)

ナトリウム〈Na〉
エヌ エー

血液中の Na 濃度を調べ、全身状態をチェックする

検査方法 | 血液中の Na 濃度を測定し、水・Na 代謝を調べる

異常値を示すおもな疾患や原因

★**高ナトリウム血症**：Na 過剰や水分欠乏などによって起こる。

水分摂取不足：意識障害、嚥下障害、中枢性尿崩症、腎性尿崩症、浸透圧尿、下痢、嘔吐など

Na 増加を伴う高 Na 血症：原発性アルドステロン症、クッシング症候群など

体内総 Na 正常の高 Na 血症：中枢性高 Na 血症など

高

基準値 **135〜147 mEq/L**

低

★**低ナトリウム血症**：細胞外液中の Na 量が、水分量に比べて相対的に減少した状態。

細胞外液量の減少を伴う低 Na 血症：アジソン病、下痢、嘔吐、Na 喪失性腎症、急性膵炎など

細胞外液量が正常か、軽度増加を伴う低 Na 血症：ADH 分泌異常症候群（SIADH）、糖質コルチコイド欠乏、水中毒など

細胞外液量の増加を伴う低 Na 血症：心不全、肝硬変、ネフローゼ症候群、腎不全など

92　単位の読み方 ▶ mEq/L：ミリエクィーバレントパーリットル

この検査について

- 体内に存在する体液は、約2/3が細胞内液で、残り約1/3が細胞外液である。
- ナトリウム（Na）は、おもに細胞外液に存在しており、浸透圧を保持し、水分量の調節、酸塩基平衡の維持に重要な役割を果たしている。

知っておきたいこと

- 血清Na値は、細胞外液のNa量と水分量との比を表しており、細胞外液量の不足、あるいは水分の過剰状態がわかる。
- 血清Na値が135mEq/L未満を低ナトリウム血症といい、147mEq/Lを超えると高ナトリウム血症という。
- 高ナトリウム血症は少なく、多くの場合が低ナトリウム血症である。
- 高ナトリウム血症、低ナトリウム血症とも、高度では意識障害がみられるようになる。

ここがポイント！ 測定法による違い

- 炎光光度計による測定では、脂質やタンパク質を含めて測定するため、これらの濃度が上昇して見かけ上の低Na血症（偽性低Na血症）となることがある。
- イオン電極法による測定では、脂質やタンパク質の影響を受けない。
- 採取した血液を血清に分離せず保存した場合、Naは血球内へ移行し、血清Na値は低下する。

血液生化学検査
kalium(patassium)

カリウム〈K〉

血液中のK濃度を測定し、腎・神経・筋肉の状態を調べる

検査方法 | イオン選択性電極法が一般的

異常値を示すおもな疾患や原因

★ **高カリウム血症**：急性腎不全、低アルドステロン症（アジソン病、下垂体機能不全、抗アルドステロン薬服用など）、高カリウム血症、白血球増加症、血小板増加症、腎不全、インスリン欠乏、横紋筋融解症、高カリウム性周期性四肢麻痺、鎮痛薬（NSAIDs）服用など

基準値 **3.5～5.0 mEq/L**

★ **低カリウム血症**：嘔吐・下痢、原発性アルドステロン症、代謝性アルカローシス、尿細管性アシドーシス、腎尿細管性アシドーシス、悪性高血圧クッシング症候群、肝硬変、低カリウム血症、クッシング症候群、腎動脈狭窄、低カリウム性周期性四肢麻痺、利尿薬服用など

この検査について

▶ カリウム（K）は、ほとんどが細胞内に存在する。細胞内のKは、神経や筋肉（特に心筋）などの興奮性細胞の機能に大きな影響を与えている。

▶ ほかにも、Kにはブドウ糖の細胞内取り込み、血圧の調整、

単位の読み方 ▶ **mEq/L**：ミリエクィーバレントパーリットル

酸塩基平衡の調節など、生体の維持に欠かせない役割がある。
▶ タンパク、グリコーゲンの合成に関与している。

 知っておきたいこと

▶ 3.5mEq/L未満を低カリウム血症といい、5.0mEq/Lを超えると高カリウム血症という。
▶ **高カリウム血症** 6.0mEq/L以上の高度の高カリウム血症の場合は、重篤な不整脈が起こっている可能性があるため、ただちに心電図検査を行う。
▶ **低カリウム血症** 軽度の低下では無症状なことが多い。2.5mEq/L以下の高度な低カリウム血症では重篤な不整脈や四肢麻痺、腸閉塞などを引き起こす危険がある。
▶ **K摂取制限** 腎障害によって、尿中にKを十分に排泄できなくなると、血清K値が上昇する。重篤な不整脈などを引き起こさないために、K摂取制限を行う。

季節 冬に高くなりやすく、夏に低くなりやすい。

採血のしかたや採血後の状態によってはK値が上昇する
● 駆血帯で強く圧迫した状態で採血した場合、Kが細胞内から血液中へ流出し、K値が上昇することがある。
● 採血後、血清に分離せず全血のまま保存すると、Kが赤血球中から血清に漏出してK値が上昇することがある（偽性高カリウム血症）。この現象は冷蔵保存した場合に顕著にあらわれるため、注意が必要である。

用語解説 ▶ **アジソン病**：副腎皮質機能低下症の1つ。脱力感、疲労感、色素沈着などが生じる。

血液生化学検査

chlorine
クロール〈Cl〉
Na・Cl代謝異常、酸塩基平衡異常の診断に用いられる

検査方法 | 目的イオンに特異的に反応するイオン選択性電極法を用いる

異常値を示すおもな疾患や原因

★ **高張性脱水症、高クロール血症、代謝性アシドーシス、呼吸性アルカローシス、腎不全など**

高クロール血症：重炭酸イオンの低下に伴い、Cl値が上昇する。

代謝性アシドーシス：尿細管障害、脱水症、下痢など

呼吸性アルカローシス：過換気症候群など

基準値 ▶ **98～108 mEq/L**

★ **ADH分泌異常症候群（SIADH）、低クロール血症、代謝性アルカローシス、呼吸性アシドーシス、原発性アルドステロン症など**

低クロール血症：重炭酸イオンの増加に伴い、Cl値が低下する。

代謝性アルカローシス：嘔吐、胃液吸引、利尿薬服用など

呼吸性アシドーシス：肺疾患など

この検査について

▶ クロール（Cl）は、ナトリウム（▶p92）とともに、ほとんどが細

単位の読み方 ▶mEq/L：ミリエクィーバレントパーリットル

胞外液中に塩化ナトリウム（NaCl）として存在する。Naは陽イオンとして、Clは陰イオンとして細胞外液の大半を占めている。
- Clは、体内の水分平衡、浸透圧調節などの役割をもつ。
- Clは、Na濃度と並行して変動する。同じ陰イオンである重炭酸イオンの影響も受ける。

 知っておきたいこと

- 高ナトリウム血症、低ナトリウム血症の原因（▶p92）は、そのまま血清Cl値の異常の原因でもある。
- Clそのものの異常によって、症状が出ることはない。
- 血清Cl値の異常が認められたら、血清Naとのバランスをチェックする。
- NaとClの濃度差は、33〜41mEq/Lであり、その範囲を大きく外れる場合は、酸塩基平衡異常による合併症を疑う。

偽性高クロール血症とは

- Cl値の測定に用いるイオン選択性電極法では、Cl電極は臭素イオンやヨウ素イオンの選択係数が高い。そのため、ハロゲンが含まれている薬剤を服用している場合は、偽性高クロール血症を示すことがある。

免疫血清検査

C-reactive protein
C反応性タンパク〈CRP〉
炎症性・組織破壊性疾患の検査などに有用

検査方法 | 定性法・定量法がある

異常値を示すおもな疾患や原因

陽性・高値

★ 細菌感染症、ウイルス感染症、真菌感染症、リウマチ熱、関節リウマチ、全身性エリテマトーデス、血管炎、強皮症、脳梗塞、免疫不全症、炎症性疾患、悪性腫瘍、悪性リンパ腫、心筋梗塞、肺塞栓、肝炎、肝硬変、熱傷、外傷、外科手術後、歯周炎など

★ **肝機能低下患者**：CRP は肝臓でつくられるため、肝機能が低下している場合は、高度の炎症があっても高値を示さないことがある。

基準値

定性：**陰性**
定量：**0.3** mg/dL以下

この検査について

▶ C反応性タンパク（CRP）は、体内での炎症反応や組織の破壊に伴って生じるタンパク。炎症性・組織破壊性疾患のスクリーニング、治療効果、予後の判定などに用いられる。

▶ 炎症性疾患の発症後、CRP は6時間後に上昇し始め、24時間以内に急増するため早期診断に役立つ。

98　単位の読み方 ▶mg/dL：ミリグラムパーデシリットル

知っておきたいこと

- ステロイド薬の全身投与を受けている場合は、CRPが低下することがある。
- CRP値は赤沈と相関するため、スクリーニングでは、赤沈とあわせて測定することが多い。
- 著しく高値を示すときは、早急に原因を調べる必要がある。

新生児 正常な新生児では、出生直後から数日にかけて感染症チェックのために1日数回CRPを測定する(高感度CRPを用いる)。

薬剤 ステロイド薬の全身投与を受けている場合は、CRPが低下することがある。

高感度CRP〈hs-CRP〉

　高感度免疫測定法の確立により、通常のCRP測定法では検出できない0.001mg/dL程度の微量なCRP値を測定することが可能となった。そのため、血管の微小な炎症を捉えることができるようになり、動脈硬化の予測が可能となった。

　高感度CRPは、ストレスや疲労などの影響も受けるので、採血する際は患者の状態を把握しておくことが望ましい。

　また、新生児における感染症の早期マーカーとしても有用であり、新生児の感染症モニターとして用いられている。

用語解説 ▶ **赤沈**：赤血球沈降速度の事。おもに炎症を伴う病気の有無や程度がわかる。

尿検査
urine volume

尿量

尿量は、腎・尿路系の機能を評価する最も基本となる検査

検査方法 | 定性・定量測定で行う

異常値を示すおもな疾患や原因

高 ↑

★ **多尿**：2,000mL/日以上

★ **多尿の原因**：尿崩症、糖尿病、萎縮腎、腎不全の多尿期、高カルシウム血症、低カリウム血症など

★ **多尿の症状**：口渇、倦怠感、頻尿、皮膚・粘膜の乾燥など

基準値 **1,000〜1,500 mL/日**

低 ↓

☆ **乏尿**：500mL/日以下　☆ **無尿**：100mL/日以下

☆ **乏尿の原因**：急性腎炎、ネフローゼ症候群、尿路系結石、心不全、脱水など

☆ **無尿の原因**：重篤な腎障害、前立腺肥大症による尿路閉塞など

この検査について

▶ 尿は、腎臓にあるネフロンという小さな構造体において、血液を濾過して、1時間に60mLほどつくられる。

知っておきたいこと

▶ 尿量は、食べ物や運動、発汗などによって著しく変動する。
▶ 乏尿・無尿がある場合は、生命の危険が及ぶことがあるため、早急な診断と対処が必要となる。

用語解説 ▶**頻尿**：尿量の増加はなく、排尿回数が増えた状態。

尿検査

urine appearance
尿の外観

尿の色調・混濁を調べ、腎・尿路系のスクリーニングに用いる

検査方法 | 採尿後、速やかに肉眼で色調・混濁を確認する

異常値を示すおもな疾患や原因

基準値 正常な尿の色調：**淡黄色**

色調	原因	おもな疾患
無色（水様）	多尿、乏尿	尿崩症、糖尿病、腎機能障害など
赤色	血尿、ヘモグロビン尿、ミオグロビン尿、ポルフィリン尿	溶血性疾患（ヘモグロビン尿）、横紋筋融解症（ミオグロビン尿）、先天性ポルフィリン尿症など
褐色	ビリルビン尿、メラノーゲン尿	肝障害による黄疸など（コーヒーのような色調）
乳白色（白濁）	細菌、白血球、脂肪尿	尿路感染症など

この検査について

▶ 尿の色調・混濁の観察は、尿検査の最初に行う。
▶ 色調は、尿の濃縮の程度。食物、運動などの影響を受ける。
▶ 尿色は、尿量に影響されるので、尿量が多いほど薄くなる。
▶ 尿色が濃い場合は、ビリルビンや血液など病的な着色物質の大量排出が考えられる。

用語解説 ▶ **ポルフィリン尿症**：ヘムタンパクをつくる酵素の異常によって起こる、先天的または後天的疾患。

尿検査

urine specific gravity

尿比重
にょうひじゅう

腎臓の病気を推定するための検査

検査方法 | 試験紙法が一般的だが、屈折率から求める屈折計法もある

異常値を示すおもな疾患や原因

高
- ★ 脱水、糖尿病、尿路閉塞、ネフローゼ症候群など
- ★ 高比重尿（濃縮尿）：1.030以上。脱水では、尿量が少なく、尿比重が高くなる。

基準値 ▶ **1.010～1.025**

低
- ★ 浮腫、水腎症、尿崩症、急性腎不全など
- ★ 低比重尿（希釈尿）：1.010未満。常に1.010未満の場合は、腎機能検査や内分泌検査が必要となる。

この検査について

▶ 尿比重は、尿中に含まれる溶質の重量を反映している。
▶ 腎機能のスクリーニングに用いられ、尿の濃縮力を調べる。
▶ 健常者の尿では、尿比重と尿量は反比例する。

知っておきたいこと

水分 摂取量によって尿比重が変わる（大量の水分摂取で低比重尿となる）。

環境因子 食事の成分、運動量、季節などによって変化する。

薬剤 高張輸液・造影剤投与後に尿比重が高くなり、利尿薬によって尿比重が低くなる。

用語解説 ▶**輸液**：水・電解質の補給、栄養補給などの目的で静脈内に投与される注射剤のこと。高張輸液とは、体液に比べ高い浸透圧のものをいう。

尿pH

尿pHの変化をみることで、からだの異常を調べる

検査方法 | 中間尿を採取し、試験紙を使って尿の酸性度を調べる

異常値を示すおもな疾患や原因

基準値 pH 5.0～7.5

酸性
★ 呼吸性アシドーシス、代謝性アシドーシス、脱水、飢餓、発熱、低酸素、腎炎、糖尿病、痛風など

アルカリ性
★ 呼吸性アルカローシス、代謝性アルカローシス、尿路感染症、過換気症候群、嘔吐、制酸剤の投与など

この検査について

▶ 通常、尿は弱酸性（pH6.0）に傾いている。
▶ 腎・尿路系疾患のスクリーニングとして用いられる。

知っておきたいこと

▶ 酸性尿になると、尿酸が溶解しにくくなり、尿酸結石やシスチン結石が形成されやすくなる。
食品 動物性食品の多量摂取で、尿は酸性に傾く。植物性食品の多量摂取で、尿はアルカリ性に傾く。

用語解説 ▶ pH：水素イオン指数。酸性・中性・アルカリ性の度合いを示す。

尿検査
urine glucose
尿糖(にょうとう)
尿中の糖を調べ、糖尿病のスクリーニング検査として用いる

検査方法 | 定性検査、定量検査がある

異常値を示すおもな疾患や原因

陽性・高値

- ★ **糖尿病**：高血糖の状態が慢性的に続く状態。
- ★ **二次性糖尿**：急性膵炎、膵がん、甲状腺機能亢進症、クッシング症候群などが背景にあり、高血糖、尿糖陽性となる。
- ★ **腎性糖尿**：腎尿細管のブドウ糖の再吸収機能が低下した場合、高血糖を伴わないが、尿糖陽性を示す。
- ★ **その他**：食事の影響で高血糖、尿糖陽性となる。

基準値
定性：**陰性**
定量：**20** mg/dL以下（随時尿）
40～85 mg/日（1日尿）

この検査について

▶ 尿中に排泄(はいせつ)されたブドウ糖を尿糖という。
▶ 尿糖の大部分はグルコースであり、尿糖検査ではグルコースをみる。
▶ 尿糖は食事に左右されるので、採取した時間や食事の時間によって結果の判断が異なる。

知っておきたいこと

▶ 尿糖が陽性だからといって、糖尿病とは限らない。

104　用語解説 ▶ **随時尿**：任意の時間に採取した尿のこと。

尿検査
urine protein

尿タンパク

尿中に漏れ出たタンパクを調べ、腎疾患の評価に用いる

検査方法 | 定性検査、定量検査がある

異常値を示すおもな疾患や原因

陽性・高値 ↑

★ 急性・慢性糸球体腎炎、慢性腎炎、糖尿病腎症、ネフローゼ症候群、多発性骨髄腫、膠原病、妊娠、アミロイドーシスなど

★ **糸球体性タンパク尿**：糸球体に障害が起こり、通常濾過しないアルブミンが糸球体を通過するため、尿中のタンパクが多くなる。

★ **尿細管性タンパク尿**：尿細管に障害が起こり、タンパクを再吸収できなくなることで、尿中のタンパクが多くなる。

基準値 定性：**陰性～偽陽性**
定量：**31.2～120.0** mg/日

この検査について

▶ 尿中に一定量以上のタンパクが漏れ出た場合をタンパク尿という。
▶ 定性検査は早朝尿が望ましい。
▶ 定量検査は24時間蓄尿で行う。慢性腎臓病の診断に必須。

知っておきたいこと

生理的タンパク尿 激しい運動、ストレス、食事、月経前などでもタンパク尿がみられる。
偽陽性・偽陰性 検査方法によって起こる可能性がある。

用語解説 ▶ **慢性腎臓病**：腎障害、腎機能低下が3か月以上続く状態。

尿検査

urine occult blood reaction
尿潜血反応

尿潜血の有無を調べ、腎・尿路疾患のスクリーニングに用いる

検査方法 | 尿の中に試験紙を入れて調べる

異常値を示すおもな疾患や原因

陽性
- ★ 急性腎炎、腎結核、慢性腎炎、前立腺炎、膀胱炎、淋病、腎臓の外傷、悪性腫瘍、ビタミンCの大量服用など
- ★ 顕微鏡的血尿：糸球体腎炎、尿路感染症、尿路結石、出血性素因（白血病、紫斑病）など
- ★ ヘモグロビン尿：溶血性貧血、播種性血管内凝固症候群（DIC）、発作性夜間ヘモグロビン尿症、中毒など
- ★ ミオグロビン尿：横紋筋融解症など

基準値 　**陰性**

この検査について

▶ 血尿は、尿中に赤血球が多量に増えた状態で、肉眼的血尿と顕微鏡的血尿に分けられる。

肉眼的血尿	尿1L当たり1mL以上の血液が混入した場合、肉眼で発見できる。
顕微鏡的血尿	肉眼では認められず、潜血反応によって確認される。強拡大400倍で1視野に5個以上の赤血球が認められた場合を血尿と定義する。

▶ 試験紙法は、赤血球から出たヘモグロビンの偽ペルオキシダーゼ活性を利用したものである。

▶ 検査は、新鮮尿を用いる。

知っておきたいこと

▶ **腎疾患**　尿潜血反応の陽性に加え、血尿、尿タンパクも陽性となることが多い。

▶ **尿路疾患**　尿潜血反応は陽性だが、尿タンパクが陰性の場合もある。

▶ **全身疾患**　腎・尿路系以外にも、感染症、心疾患などの全身疾患でも陽性を示すことがある。

▶ **ミオグロビン尿**　まれに、尿潜血反応は陽性だが、尿沈渣検査で赤血球が認められないことがある。尿に血液が混在しているのではなく、構造が似ているミオグロビン尿の存在が考えられる。激しい運動などで、筋肉中にあるミオグロビンが血中に放出されることで生じるもので、血尿とは異なる。

偽陰性　アスコルビン酸を多量に摂取することにより、本当は潜血反応が陽性なのに陰性を示すことがある。
アスコルビン酸は、ビタミンCとして医薬品や清涼飲料水などに含まれており、ふだんから摂取する機会が多い。

偽陽性　細菌尿、膿尿などにより、本当は潜血反応が陰性なのに陽性を示すことがある。

女性　月経や婦人科系疾患などで、尿に血液が混入して、陽性を示すことがある。

用語解説 ▶ ペルオキシダーゼ：過酸化水素を分解し、酸化反応を触媒する酵素。

尿検査
leukocyte response
白血球反応
尿路感染症のスクリーニング検査に用いられる

検査方法 | 尿試験紙を用いた検査

異常値を示すおもな疾患や原因

陽性
- ★ 尿路感染症（大腸菌、緑膿菌、クレブシエラなどグラム陰性桿菌感染）、クラミジア、尿路結石、膠原病、腫瘍など
- ★ 膿尿がみられる

基準値 陰性

この検査について

▶ 尿検査の白血球反応とは、白血球（好中球）中のエステラーゼ活性を利用した測定法である。尿中の白血球数を間接的に把握できる。

▶ 尿試験紙における定性検査のメリットは、非侵襲性であり、簡便で迅速なうえ、くり返し検査を行うことができること。

▶ デメリットは、飲料水などの影響で偽陰性、偽陽性を示しやすいことである。

知っておきたいこと

[偽陰性]

▶ ブドウ糖尿、抗菌薬の大量投与、シュウ酸、トリプシンインヒビターの存在、エステラーゼ活性をもたない白血球の増加などが考えられる。

用語解説 ▶膿尿：炎症性の白血球細胞が混濁している尿。

亜硝酸塩（尿細菌検査）

nitrite

細菌尿の有無を調べ、尿路感染のスクリーニングに用いる

検査方法 | Griess反応を利用した試験紙法

異常値を示すおもな疾患や原因

陽性
★ 尿路感染

基準値 陰性

この検査について

▶ 細菌尿の有無を確認する検査。
▶ 尿路感染とは、腎臓から尿管、膀胱、尿道からなる尿路に起こる細菌感染症である。
▶ 尿路感染のスクリーニングに有用だが、診断には、尿沈渣（▶p110）などほかの検査とあわせて総合的に判定する。

知っておきたいこと

［偽陰性］
▶ 亜硝酸塩酵素がない細菌による感染。
▶ 硝酸塩が含まれている食事を摂取していない場合。
▶ ビタミンC（アスコルビン酸）服用中。
▶ 膀胱に短時間（4時間以内）しか貯留されていない尿を用いた場合、陽性率が低下する。

用語解説 ▶**食品に含まれる硝酸塩**：植物のタンパク合成に必要な物質。ホウレン草や春菊などに含まれている。

尿検査
urine sediment

尿沈渣

尿中の遠心分離された成分で、腎・尿路系疾患を調べる

検査方法 | 新鮮尿を遠心分離し、残渣の有形成分を鏡検する

基準値および異常値を示すおもな疾患

尿沈査成分	基準値／異常値を示すおもな疾患
赤血球	**基準値** 1〜4個/HPF以下 **異常値を示すおもな疾患** 高値：糸球体腎炎、ループス腎炎、特発性腎出血、尿路結石、膀胱炎、腎腫瘍など
白血球	**基準値** 1〜4個/HPF以下 **異常値を示すおもな疾患** 高値：膀胱炎、腎盂腎炎、前立腺炎など
上皮細胞	**基準値** 扁平上皮は正常でも存在／尿細管上皮、尿路上皮細胞は1/HPF未満 **異常値を示すおもな疾患** 高値：尿路系の炎症など
円柱	**基準値** ほとんど観察されない（1視野少数） **異常値を示すおもな疾患** 陽性：ネフローゼ症候群、腎盂腎炎、尿タンパクなど
結晶	**基準値** ほとんど観察されない（1視野少量） **異常値を示すおもな疾患** 高値：急性肝炎、腎結石、閉塞性黄疸など

＊顕微鏡強拡大（high power field：HPF × 400）の観察下
★ほかの尿検査が異常値のときに行われる。ほかにも微生物類・寄生虫類などがある。

110　用語解説 ▶**鏡検**：顕微鏡を使った検査。

糞便検査

fecal occult blood (fecal hemoglobin)
便潜血反応（便中ヒトヘモグロビン）
消化管系の疾患を調べる

検査方法 | 便中に血液が混入していないかを調べる

異常値を示すおもな疾患や原因

陽性
★ 大腸がん、大腸ポリープ、胃・十二指腸潰瘍、胃がん、食道がん、潰瘍性大腸炎、クローン病、腸結核、寄生虫感染、細菌性大腸炎（赤痢、病原性大腸菌など）、痔疾など

基準値 陰性

この検査について

▶ 便潜血反応を調べるには、免疫学的法と化学的法がある。化学的法は食事に含まれる血液などにも反応することから、現在は免疫学的法が主流である。
▶ 便に血液が混じっているときは、消化管系の出血が疑われる。

知っておきたいこと

▶ 陽性の場合、大腸がんと大腸ポリープの診断には、精密検査が必要となる。
▶ 便潜血＝消化管からの出血ではない。
▶ 鼻や口腔、痔からの出血でも陽性となるので、便潜血が陽性となったら、消化管系以外からの出血を確認する。

偽陽性 還元鉄、銅、ビタミン剤などの服用中。
偽陰性 アスコルビン酸服用中。

用語解説 ▶ **大腸ポリープ**：大腸の粘膜が隆起したもの。がん化する可能性の高いタイプもある。

検査値と症例

いくつかの症例をみながら、検査値が示しているものを検証してみましょう。

*基準値より高値は赤、低値は青で示してあります。

症例❶ 大腸がん

患者：75歳、男性
主訴：労作時の息切れ・動悸（どうき）、全身倦怠感（けんたいかん）、残便感

検査値

血球計数検査		便の検査	
白血球数	8,500/μL	便中ヒトHb	（＋）
赤血球数	365×10⁴/μL	腫瘍マーカー	
Hb	7.8 g/dL	CEA（＜2.5）	48.3 ng/mL
Ht	26.3 %	CA19-9（＜37.0）	81.6 U/mL
MCV	72.1 fL		
MCH	21.4 pg		
MCHC	29.7 g/dL（%）		
血小板数	34.1×10⁴/μL		

最初にみられたのは「貧血」

　貧血は「血液中のHb量が正常以下に減少した状態」です。男性のHbの基準範囲は13.5～17.6 g/dLですから、この患者さんのHb 7.8 g/dLという値は立派な貧血です。

　Hbは赤血球中に含まれ、全身の組織に酸素を運ぶ役割を担っており、不足すれば「息切れ・動悸」や「全身倦怠感」が出現します。これほどひどい貧血なのに、「"動くと（＝労作時）"

症状が出る」ということだったので、急に貧血になったわけではなく、ある程度の時間をかけて進行してきたためにからだが貧血状態に慣れているものと推察されます。

「貧血」をみたら、まずは赤血球指数に注目

次に赤血球指数（MCV、MCH、MCHC）に注目します。MCV［基準：82.7〜101.6fL］とは赤血球1個の平均体積、MCH［基準：28〜34.6pg］は、赤血球1個に含まれる平均Hb量です。そして、MCHC［基準：31.6〜36.6g/dL（％）］は、1個の赤血球の体積のうちどのくらいをHbが占めているかを表しています。

MCVによって、貧血は赤血球の体積が小さいグループ（小球）、普通のグループ（正球）、大きいグループ（大球）の3グループに分けられます（下表）。

【MCVによる貧血の分類】

小球性貧血	正球性貧血 （80<MCV<100）	大球性貧血
鉄欠乏性貧血 （慢性疾患に伴う貧血）	再生不良性貧血 腎性貧血 急性出血 （慢性疾患に伴う貧血） （溶血性貧血）	巨赤芽球性貧血 肝障害に伴う貧血 （溶血性貧血） 骨髄異形成症候群

小球性低色素性貧血であれば、ほぼ「鉄欠乏性貧血」と考えて間違いありません。

本例でも、血清鉄、鉄の貯蔵量を反映するフェリチンがともに低値で、鉄欠乏状態にあることが確認されました。

鉄欠乏性貧血の原因を探ると

　赤血球の寿命は約120日で、毎日、体内の赤血球の1/120が入れ替わっています。新しい赤血球中に含まれるHbをつくるために必要な鉄の90%以上は、寿命が尽きた赤血球からの再利用鉄です。

　この鉄リサイクルシステムが働いていれば鉄欠乏は生じないはずですから、逆に、鉄欠乏性貧血がみられたときには、「鉄リサイクルシステムの破綻」つまり、出血を考えなくてはなりません。

　本例では、残便感（排便してもすっきりしない）があり、便中ヒトHbが陽性で、腫瘍（しゅよう）マーカーが高値だったことから下部消化管内視鏡を行ったところ、S状結腸下部にがんがみつかりました。

　便中ヒトHbとは、便に含まれるヒトHbを検出する検査です。上部消化管（十二指腸より口側）の出血では、Hbが消化されて分解し、陽性にはなりません。便中ヒトHb陽性＝下部消化管の出血ということになります。

診断　大腸がん、鉄欠乏性貧血

診断のポイント

▶ 持続的な消化管出血によって、鉄欠乏性貧血を呈している。
▶ 便中ヒトHbが陽性であり、下部消化管の出血が考えられる。
▶ 複数の腫瘍マーカーが高値なので、がんが疑われた。

症例❷ 急性B型肝炎

患者：27歳、女性
主訴：黄疸、全身倦怠感

検査値

血球計数検査		血液生化学検査	
白血球数	6,180/μL	血清総タンパク	6.3 g/dL
赤血球数	436×10⁴/μL	血清アルブミン	4.0 g/dL
Hb	13.4 g/dL	総ビリルビン	4.6 mg/dL
Ht	37.9 %	直接ビリルビン	3.3 mg/dL
血小板数	22.2×10⁴/μL	AST	1963 U/L
免疫血清検査		ALT	2028 U/L
CRP	0.12 mg/dL	LD	548 U/L
		ALP	376 U/L
		γ-GT	84 U/L
		ChE	264 U/L

検査値が示しているのは「肝臓」に問題があること

　この症例で何といっても目を引くのは、ASTとALTが約2,000 U/Lもの著明な高値を示していることです。LDも高値を示しています。

　AST、ALT、LDは細胞が壊れると細胞内から血液へ流れ出す逸脱酵素です。ASTとLDは肝臓だけでなく種々の臓器に存在していますが、肝臓に臓器特異性が高いALTがともに高値ですから、障害されたのは肝臓と考えてよいでしょう。

　胆道系酵素であるALPとγ-GTも、AST・ALTほどではありませんがやや高値です。

　また、総ビリルビンが4.6 mg/dLと高値です。直接ビリルビン優位の高ビリルビン血症です。

　以上のデータから、肝細胞が大量に壊される急性肝炎が強く疑われます。随伴する肝内胆汁鬱滞もあるようです。

「肝機能障害」と判断してよいのか

　AST・ALTが異常な高値を示すのは、肝細胞が大量に壊れたあとですから、その後肝機能障害に陥る可能性があるかもしれません。

　しかし、特に強調しておきたいのは、「AST・ALTの上昇」イコール「肝機能障害」ではないということです。

　AST・ALTの数値は、少し前の肝細胞の壊れぐあいを示しているのであって、肝機能障害の程度を表すものではありません。

　たとえば、肝臓の重要な機能の1つにタンパク質の合成があげられますが、本例では、タンパク合成能の指標であるアルブミンやChEは基準範囲内です。つまり、タンパク合成機能は保たれており、障害されていません。

HBs抗原とHCV抗体を調べた結果

　急性肝炎が強く疑われたので、院内で実施可能なHBs抗原とHCV抗体を調べたところ、HBs抗原（＋）でした。

　急性B型肝炎の臨床経過とウイルスマーカーの推移を図に示します（▶p117）。

　急性B型肝炎の診断にはHBs抗原とIgM型HBc抗体の検出が有用です。本例でもHBs抗原（＋）に加え、IgM型HBc抗体（＋）が確認され、診断が確定しました。

　急性B型肝炎では、肝炎ウイルスが感染した肝細胞を"非自己"と認識した宿主のリンパ球が、肝細胞を攻撃して破壊するのであって、肝炎ウイルスそのものに細胞を壊す力はありません。ですから、一般的な感染症のように白血球が急増したり、

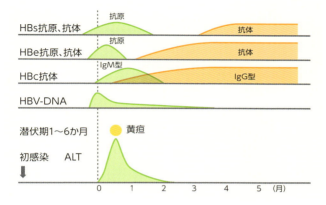

CRPが異常高値になることは、まずありません。

なお、感染経路は約1か月前の新たなパートナーとの性交渉と推定されました。

> **診断** 急性B型肝炎
>
> **診断のポイント**
>
> - AST・ALT著明高値は、肝細胞が大量に壊されたことを示している。
> - AST・ALTの数値は、肝機能障害の程度を表しているわけではない。
> - 急性肝炎の主病態は肝細胞が破壊されることである。

症例③ 肝硬変

患者：68歳、女性
主訴：腹部膨満、食欲不振、全身倦怠感

検査値

血球計数検査		血液生化学検査	
白血球数	3,180/μL	血清アルブミン	1.9 g/dL
赤血球数	280×10⁴/μL	総ビリルビン	3.6 mg/dL
Hb	9.4 g/dL	直接ビリルビン	2.5 mg/dL
Ht	30.9 %	AST	93 U/L
血小板数	7.2×10⁴/μL	ALT	58 U/L
免疫血清検査		LD	328 U/L
CRP	0.21 mg/dL	ALP	596 U/L
HBs抗原	(−)	γ-GT	184 U/L
HCV抗体	(+)	ChE	124 U/L
血液生化学検査		総コレステロール	119 mg/dL
血清総タンパク	5.3 g/dL	NH3	126 μg/dL

異常値だらけの検査結果だが……

　血球計数検査は、白血球、赤血球、血小板という3つの細胞成分がそろって減少しており、「汎血球減少症」を呈しています。
　血液生化学検査は、低タンパク・低アルブミン、直接ビリルビン優位の高ビリルビン血症、逸脱酵素（AST、ALT、LD）も胆道系酵素（ALP、γ-GT）も高値、コリンエステラーゼ（ChE）と総コレステロールは低値、アンモニア（NH3）などという、通常測定しないような項目が高値と、異常値だらけです。

肝臓に問題があるのは間違いありませんが、その病態は細胞が壊れることがメインではないようです。むしろ、アルブミン、ChE、コレステロールなど、肝臓で合成される物質の現象が目につきます。タンパク質や脂質の合成機能が低下していると考えられます。

　また、ビリルビンやNH3の高値は、肝臓の解毒・排泄機能の低下を表しています。

　まさに「肝機能障害」で、これらは、肝臓の線維化が進み、肝細胞が脱落してしまった「肝硬変」でみられる病態です。

血行動態の変化に注目

　肝硬変では肝臓が線維化して硬くなり、門脈の血液が流入しにくくなるため門脈圧が亢進します。そうなると脾臓に血液が溜まり脾腫を生じます。大きくなった脾臓は、血液細胞を貯蔵し、同時に血球破壊が増えるので、血球減少をきたします。

　特に血小板数は、肝硬変の進行度と相関するといわれており、食道胃静脈瘤を合併することも多く、破裂すれば大出血を生じます。

【線維化（F：fibrosis）の進行と血小板数】

	慢性肝炎		肝硬変
F1	F2	F3	F4
18万	15万	13万	10万

血小板数/μL

アルブミンは、血管内に水を引き止める力（膠質浸透圧）をもっているので、減少すると水が血管内から組織へ出て行ってしまいます。門脈圧の亢進と相まって腹水の貯留が起こります。

肝硬変は症状が目立たない代償期から、黄疸や腹水などがみられる非代償期に進んでいきます。やがて羽ばたき振戦や意識障害など、肝不全症状が出現します。その目安になる検査がNH3です。

また、肝硬変は肝細胞がんを合併することが知られているので、腫瘍マーカーや画像検査でのチェックが必要です。

本例は、出産時の大出血に対して行なわれた輸血による感染が原因と推測されます（40数年前は、C型肝炎ウイルスの検査は実施されていなかった）。C型肝炎は、無症状のまま慢性肝炎から肝硬変へと進行して初めて気づくことが少なくありません。

診断 **肝硬変**（原因はC型肝炎ウイルスの感染）

診断のポイント

▶ 合成機能が低下するので、肝臓で合成されるタンパク質や脂質が低値を示す。
▶ 門脈圧亢進から脾腫を生じ、汎血球減少を呈する。
▶ 逸脱酵素はそれほど高値にはならない。肝細胞は、もうあまり残っていない。

症例❹ ネフローゼ症候群

患者：55歳、男性
主訴：浮腫(ふしゅ)、体重増加

検査値

血球計数検査		尿検査	
白血球数	4,500/μL	タンパク	3(+)
Hb	15.9 g/dL	糖	(−)
血小板数	17.1×10⁴/μL	潜血	(1+)
血液生化学検査		沈渣	
血清総タンパク	4.7 g/dL	赤血球	5～9/HPF
血清アルブミン	2.0 g/dL	白血球	1～4/HPF
LDLコレステロール	231 mg/dL	尿細管上皮	1～4/HPF
BUN	14.5 mg/dL	卵円形脂肪体	(+)
クレアチニン	0.67 mg/dL		

尿検査を解析すると

　何といってもタンパク（3＋）が目を引きます。また、潜血反応が（1＋）を示しています。尿試験紙による尿中タンパクの最低検出濃度は約15mg/dLで、これを（±）と表します。

　30mg/dLから（1＋）、100mg/dLから（2＋）、300～500mg/dLから（3＋）、1,000mg/dLから（4＋）と示されます。

　（3＋）で、1日の尿量を1.2Lとすると、尿タンパク量は3.6～g/日にもなります。相当なタンパク尿です。

　潜血反応は、尿中に赤血球が5個/μL以上、またはヘモグロビンが15μg/dL以上含まれていると、（1＋）以上を示します。

　本例では、尿沈渣でも赤血球が5～9個/HPFみられており、

見た目は赤くないものの、顕微鏡的血尿があると判定します。

尿沈渣では、尿細管上皮がみられます。これは、尿細管障害やネフローゼ症候群などのときに出現し、健常人の尿中には認められません。この尿細管上皮が脂肪変性に陥ると、卵円形脂肪体になります。

腎機能はどのような状態か

本例では、尿タンパクは多く出ていますが、BUN、クレアチニン値は基準範囲内です。

尿タンパクが陽性であるということと、腎機能が低下するということはイコールではありません。

尿タンパクが多量に出ていても、腎機能には問題ないというのはよくみられることです。

その他の血液生化学検査

血清総タンパクと血清アルブミンがかなり減少しています。血清アルブミンは血管内に水分を引き止めておく力（膠質浸透圧）をもっているので、低下すると、水分が血管内から組織中へ出て行ってしまい、浮腫をもたらします。

本例の浮腫は低アルブミン血症によるもののようです。そして、からだに水分が溜まったために体重増加を生じたのでしょう。血清アルブミンが低下したのは、尿にどんどん出ていってしまうためと推察されます。

検査結果をまとめると

ネフローゼ症候群の診断基準は次の表のとおりです。

- ❶ 尿タンパク：3.5g /日以上
- ❷ 低アルブミン血症
  - 血清アルブミン値：3.0g/dL以下
  - 血清総タンパク　：6.0g/dL以下
- ❸ 浮腫
- ❹ 脂質異常症（高LDLコレステロール血症）

　本例では、診断基準の❶の尿タンパク量、❷の低アルブミン血症、❸の浮腫、❹の脂質異常症がみられますので、ネフローゼ症候群と判定してよいようです。

　ネフローゼ症候群というのは、高度のタンパク尿に起因する低タンパク血症を特徴とする疾患群の総称であり、原因疾患はさまざまです。

診断 **ネフローゼ症候群**

診断のポイント

▶ 高度のタンパク尿に起因する低タンパク血症を呈する。
▶ 尿タンパクが出ることと、腎機能の善し悪しとは別のこと。
▶ 低タンパク・低アルブミン血症と脂質異常症（高コレステロール血症）を伴う。

症例⑤ 慢性腎不全

患者：65歳、男性
主訴：呼吸困難、浮腫

検査値

血球計数検査		血液生化学検査	
白血球数	6,700/μL	血清総タンパク	6.8 g/dL
Hb	8.8 g/dL	血清アルブミン	3.6 g/dL
血小板数	22.8×10⁴/μL	BUN	88.0 mg/dL
動脈ガス分析		クレアチニン	8.33 mg/dL
PH	7.253	eGFR	5.8 ml/分/1.73m²
PaCO₂	28 Torr	Na	134 mEq/L
PaO₂	56 Torr	K	5.8 mEq/L
HCO₃⁻	15.6 mEq/L	Cl	99 mEq/L
		Ca	8.2 mg/dL
		P	5.3 mg/dL

血液生化学検査で一番の問題は

　腎機能の著しい低下がみられます。尿素窒素（BUN）、クレアチニン（Cr）といった窒素化合物が高値を示しています。

　これらは、腎糸球体で血液から濾過され尿中に捨てられる"老廃物"です。老廃物が血液中に溜まってしまった原因は、腎臓の濾過機能の低下で尿中に捨てることができなくなったことにあります。

　本例のCrは8.33 mg/dL、eGFR（性別、年齢、Cr値から算出される推算糸球体濾過量）は5.8 mL/分/1.73m²で、いずれも透析導入ライン（Cr≧8.0、eGFR＜15）に達しています。

　この患者さんは、約20年前に2型糖尿病と診断されましたが、自覚症がないままに放置していました。そのため、糖尿病性腎症が進行し、ついに慢性腎不全に至ったものと考えられます。

呼吸困難の原因を探る

　動脈血ガス分析の数値は、低酸素血症、代謝性アシドーシスの存在を示しています。
　このときの胸部Xpを示します（下図）。両側の肺の鬱血が目につきます。

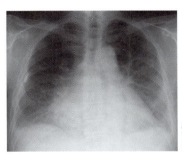

胸部のX線写真。両側の肺に鬱血がみられる

　腎機能が著しく低下し、体内の水分量が過剰になると、心臓に負担がかかり心不全を起こしやすくなり、動悸、浮腫、喘息様の咳、呼吸困難といった症状が出てきます。
　さらに肺が水びたしになった状態が肺水腫です。速やかに透析を実施し、除水する必要性があります。これだけ腎機能が低下していると、利尿剤の効果は期待できません。

慢性腎不全でみられる腎機能以外の検査異常

　慢性腎不全でみられる、腎機能以外の検査異常には、次の2点があげられます。

❶ **電解質異常**

カリウム（K）とリン（P）が高値を、カルシウム（Ca）とナトリウム（Na）が低値を示す。

❷ **貧血**

慢性腎不全患者は、本来腎臓で産生されるエリスロポエチン（骨髄における赤血球造血のスイッチに相当するホルモン）を十分に産生することができないため、「慢性腎不全＝貧血」になります。

慢性腎不全で産生できなくなるのは赤血球だけで、白血球や血小板には影響しません。

また、赤血球自体は鉄欠乏性貧血のように小球性（MCV↓）低色素性（MCHC↓）にはならず、正球性正色素性（赤血球指数は基準範囲内）を示します。

診断 **慢性腎不全**（糖尿病性腎症による）

診断のポイント

▶ 慢性腎不全は、腎機能がほとんど失われた病態である。心不全や肺水腫を生じることがある。
▶ 電解質の異常としてK↑、P↑、Ca↓、Na↓がみられる。
▶ 正球性正色素性貧血を呈する。

症例❻ 胆管がん

患者：72歳、女性
主訴：黄疸

検査値

血球計数検査	
白血球数	6,860/μL
Hb	12.1 g/dL
血小板数	22.5×10⁴/μL

尿検査	
色調	黄褐色
潜血反応	(−)
ウロビリノゲン	(±)
ビリルビン	(3+)

血液生化学検査	
総ビリルビン	9.3 mg/dL
直接ビリルビン	7.5 mg/dL
AST	94 U/L
ALT	82 U/L
LD	356 U/L
ALP	1,842 U/L
γ-GT	1,369 U/L

免疫血清反応	
CRP	0.18 mg/dL

ビリルビン代謝とは

　ビリルビンの原料は、赤血球に含まれているHbです。老廃赤血球は脾臓で壊され、Hbからタンパク質や鉄などリサイクルできるものを除いた"廃棄物"が間接（非抱合型）ビリルビンです。
　間接ビリルビンは水（血液）には溶けないので、血液中のアルブミンと結合して、脾静脈→門脈→肝臓へ運ばれ、グルクロン酸抱合を受けて水溶性の直接（抱合型）ビリルビンになります。
　直接ビリルビンは、胆汁の成分として肝内毛細胆管に放出されます。毛細胆管はやがて左右の肝管→総肝管→総胆管となり、十二指腸ファーター乳頭部に開口します（▶p127図）。

高ビリルビン血症になると

　この患者さんは、総ビリルビン 9.3mg/dLの高ビリルビン

【ビリルビン代謝】

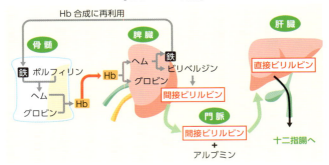

血症です。ビリルビンが2.0〜3.0mg/dL以上になると、皮膚や粘膜が黄染された黄疸になります。

　黄疸がみられたら、まず、直接ビリルビンと間接ビリルビンのどちらが優位なのかを確認します（下表）。本例は、直接ビリルビン優位の高ビリルビン血症でした。

【高ビリルビン血症／黄疸の鑑別】

間接ビリルビン優位	
材料の増加	溶血、無効造血 横紋筋融解
グルクロン酸抱合の障害	肝炎、肝硬変
直接ビリルビン優位	
肝細胞性／肝内胆管の胆汁鬱滞	肝炎、肝硬変
胆管閉塞による胆汁鬱滞	総胆管結石 胆管癌 膵頭部癌

　胆汁の流れが滞ると、直接ビリルビンは水溶性なので、どんどん血液に溶け出します。その結果、直接ビリルビン優位の高

ビリルビン血症を呈します。また、血液中の直接ビリルビンの一部は腎臓糸球体で濾し出されて尿中に捨てられ、尿ビリルビンとなります。

ALPとγ-GTは胆管上皮細胞に多く含まれ、胆道に障害があるときに、胆管上皮細胞内から血中に逆流して高値を示す酵素です。

胆道系をMRIで描出したMRCPを示します（下図）。総胆管が途切れ、それより上流の胆管の拡張がみられました。

途切れた部分には胆管がんがあり、胆道閉塞を生じていることが判明しました。

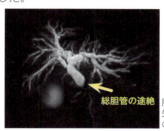

総胆管の途絶

胆道系のMRCP像。矢印の部分に総胆管の途絶がみられる。

診断 胆管がん、閉塞性黄疸

診断のポイント

▶ 黄疸（高ビリルビン血症）のときは、直接ビリルビンと間接ビリルビンのどちらが優位か確認する。

▶ 直接ビリルビン優位の高ビリルビン血症、ALPとγ-GTの高値、尿ビリルビン（＋）は閉塞性黄疸の検査所見である。画像検査を行う。

症例❼ 尿路感染症

患者：68歳、女性
主訴：発熱、全身倦怠感

検査値

尿検査		血球計数検査	
外観	混濁	白血球数	14,600 /μL
pH	6.0	Hb	12.7 g/dL
糖	(－)	血小板数	24.5×10⁴/μL
タンパク	(1＋)	白血球分画	
ウロビリノゲン	(±)	好中球	82.5%
潜血反応	(1＋)	好酸球	2.5
白血球反応	(3＋)	好塩基球	0.5
亜硝酸塩	(1＋)	単球	5.5
尿培養検査		リンパ球	9.0
大腸菌	10⁶ /mL	免疫血清検査	
		CRP	10.7 mg/dL

尿路感染症の尿検査所見

　この患者さんは、たびたび膀胱炎を起こしているそうです。今回も数日前から、頻尿と残尿感があり「また、膀胱炎か……」と思って、手もとにあった抗菌薬を2、3回服用しました。よくなったような気がして、そのまま受診せずにいたら、39℃もの熱が出て、あわてて受診したときの検査データです。まずは、簡便で結果がすぐわかる尿検査（試験紙法）からみてみます。

　尿は混濁していました。尿にはさまざまな塩類が含まれるので、温度が下がると溶解していた塩類が析出し混濁して見えます。しかし、排尿直後の尿が混濁しているとしたら、尿路感染症を疑う必要があります。

　その場合、尿検査で特に注目するのは「白血球反応」と「亜硝酸塩」です。白血球反応は、白血球（好中球）に含まれるエステラーゼという酵素の量を半定量（－、±、1＋、2＋、3＋）で検

出する検査です。白血球反応が陽性を示すのは、尿中に好中球が多いときなので、細菌の増殖と関係します。白血球反応が強陽性＝尿中に細菌が多い＝尿路感染症と考えます。

ただし、中高年の女性では、尿路感染症ではなくても尿中に好中球が多数含まれる「無菌性膿尿」が少なくありません。白血球反応は偽陽性が多い（引っかけ過ぎる）検査です。

私たちは、食物から硝酸を摂取して尿に排泄しています。尿に大腸菌をはじめとする腸内細菌科細菌、緑膿菌、腸球菌などが繁殖すると、硝酸を還元して亜硝酸に変換します。ですから、「尿中亜硝酸塩陽性＝尿中に細菌が多い＝尿路感染症」と考えます。ただし、尿中の細菌が硝酸を亜硝酸に変換するのにはある程度時間がかかるので、膀胱炎で頻尿になっていると、細菌がいても陽性化しないことがあります。亜硝酸塩は偽陰性が多い（見逃しが多い）検査です。タンパク陽性、潜血反応陽性も、尿路に炎症があるときにはよくみられる所見です。

感染症でよくみられる血液検査データ

白血球は、好中球主体に増加しています。また、炎症マーカーであるCRPが増加しています。この「白血球数↑、CRP↑」は、細菌感染症の検査データとして、よくみられるデータです。

「白血球数↑、CRP↑」がなければ感染症ではない」と安心してはいけないという点は要注意です。

通常、好中球が感染症という細菌との戦いの場で消費されると、骨髄ががんばって好中球を産生し末梢血に送り出し始めるので、好中球は増加に転じます。しかし、感染症が超重症で好中球の消費が著しいと、骨髄の好中球産生が追いつかず、好中

球数（白血球数）がかえって減少してしまうこともあります。

CRPは肝臓で合成される急性期反応性タンパクであり、からだに「炎症」が起きていることを反映しています。炎症が生じると5、6時間で上昇し始め、2、3日でピークに達し、炎症が治まれば最長でも48時間で改善し始めます。

CRPは炎症マーカーとして汎用されており、その増減に一喜一憂する場合も多いのですが、炎症の初期にはまだ上昇してこないので要注意です。炎症の初期に「CRPが上昇していないから炎症はない」と誤判定しないように気をつけましょう。

細菌学的検査

尿路感染症の確定診断には細菌学的検査が必須です。尿培養の結果、大腸菌が 10^6 /mL もいることが判明しました。培養検査で細菌数が $10^5 ≦$ /mL の場合は尿路感染症ありと考えます。また、起因菌の確定は抗菌薬の適正使用に結びつき、結果的に耐性菌を減らすことになります。

診断 大腸菌による尿路感染症

診断のポイント

▶ 尿路感染症では、白血球反応と亜硝酸塩が陽性を示す。ただし、白血球反応は偽陽性が、亜硝酸塩は偽陰性が少なくない。
▶ 一般的に細菌感染症では好中球主体の白血球増加とCRP上昇が見られる。ただし、増えていないから感染症ではないと誤判定してはならない。
▶ 起炎菌に対して適正な抗菌薬治療を行い、かつ耐性菌を作らないために、細菌学的検索は必須。

症例❽ 敗血症性ショック

患者：81歳、男性
主訴：悪寒戦慄、発熱、意識混濁

検査値

血球計数検査		血液生化学検査	
白血球数	16,100 /μL	総タンパク	5.7 g/dL
Hb	11.8 g/dL	総ビリルビン	0.9 mg/dL
血小板数	12.4×10⁴/μL	AST	40 U/L
免疫血清検査		ALT	23 U/L
CRP	21.1 mg/dL	BUN	38.5 mg/dL
細菌培養検査		クレアチニン	2.2 mg/dL
尿培養	肺炎桿菌10⁶/mL	乳酸	3.4 mmol/L
血液培養	肺炎桿菌陽性		

敗血症診断の手順

　悪寒戦慄と発熱、意識混濁を主訴に、81歳の男性が救急搬入されました。前立腺肥大症で自尿困難なためバルーンが留置されています。採取された尿は混濁していました。

　搬入時のバイタルサインは、体温 38.9℃、脈拍 102/分、血圧 69/38 mmHg、呼吸数 24回/分、SpO₂ 98%。

　GCS（▶p135上表）は 13点（E3：強く呼びかけると開眼、V4：会話は成立するが見当識が混乱、M6：命令にしたがって四肢を動かす）でした。敗血症が疑われる場合の検査手順を、右図で示します（▶p135下図）。

❶ qSOFA (quick SOFA) スコア

　感染症が疑われる際には、重症化する可能性の高いハイリス

ク感染症患者を識別するための臨床指標であるqSOFAを評価します（右表）。

本例は、収縮期血圧69mmHg、呼吸数24回/分、精神状態の変化GCS 13点と、3項目とも当てはまるので、敗血症を疑い❷に進みます。

【qSOFAスコア】

項目	点数
収縮期血圧 100（mmHg以下）	1
頻呼吸 22（回/分以上）	1
意識変化	1

【敗血症、敗血症性ショックの判別手順】

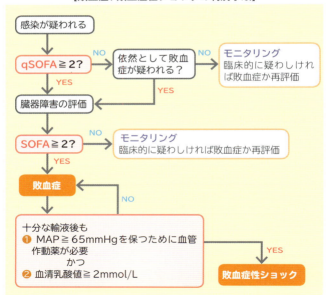

【GCS (Glasgow Coma Scale)】

開眼機能 (Eye opening)「E」	
4点	自発的に、または普通の呼びかけで開眼
3点	強く呼びかけると開眼
2点	痛み、刺激で開眼
1点	痛み、刺激でも開眼しない
最良言語反応 (Best Verbal response)「V」	
5点	見当識が保たれている
4点	会話は成立するが見当識が混乱
3点	発語はみられるが会話は成立しない
2点	意味のない発声
1点	発語はみられず（挿管などで発声ができない場合は「T」と表記）
最良運動反応 (Best Motor response)「M」	
6点	命令にしたがって四肢を動かす
5点	痛み刺激に対して手で払いのける
4点	指への痛み刺激に対して四肢を引っ込める
3点	痛み刺激に対して緩徐な屈曲運動（除皮質姿勢）
2点	痛み刺激に対して緩徐な伸展運動（除脳姿勢）
1点	運動はみられず

> GCSは、国際的に広く利用されている意識障害の評価方法です。
> 「開眼」、「言語反応」、「運動反応」の3つの要素について患者がどの段階にあるのかを診断し、それぞれの項目の合計点によって意識レベルを測定します。
> 正常は15点満点で、点数が小さいほど重症とされます。

❷ SOFA (Sequential Organ Failure Assessment) スコア

　各種検査を実施し、臓器障害の指標であるSOFAを評価します (▶p137表)。この患者さんは、呼吸状態には特に問題ありませんでしたので、呼吸器はスコア0となります。以下、データは次のとおりでした。

> ・凝固能　　　：血小板数 12.4万はスコア1
> ・肝機能　　　：ビリルビンはスコア0
> ・循環機能　　：平均動脈圧＜70mmHgで昇圧薬を使用し始
> 　　　　　　　　めたので1≦
> ・中枢神経系　：GCS 13点はスコア1
> ・腎機能　　　：クレアチニン 2.2mg/dLはスコア2

　これらの値の合計は5≦となり、敗血症と診断されました。

❸ 血圧・乳酸値

　さらに血圧はショックレベルであり、これを脱するには昇圧薬（ドブタミン）が必要でした。かつ、乳酸値は3.4 mmol/Lでしたので、敗血症性ショックと診断されました。

敗血症の新しい定義

　2016年敗血症の新しい定義（Sepsis-3）が提唱されました。
　敗血症とは、「感染に対する制御不能な生体反応に起因する、生命に危機を及ぼす臓器障害」であり、診断基準は「感染が疑われ、SOFAスコアの合計が2点以上増加した場合」と定義されました。
　本例では血液培養で肺炎桿菌が検出されましたが、血液培養所見は敗血症の診断基準には入っていません。

【SOFA スコア】

項目	点数				
	0点	1点	2点	3点	4点
呼吸器 PaO2/ FiO2 （mmHg）	≧400	<400	<300	<200 +呼吸補助	<100 +呼吸補助
凝固能 血小板数 （×10³/μL）	≧150	<150	<100	<50	<20
肝機能 ビリルビン （mg/dL）	<1.2	1.2〜1.9	2.0〜5.9	6.0〜11.9	>12.0
循環機能 平均動脈圧 〈MAP〉 （mmHg）	MAP≧70	MAP<70	DOA<5γ あるいは DOB使用	DOA5.1〜15 あるいは Ad≦0.1γ あるいは NOA≦0.1γ	DOA>15γ あるいは Ad>0.1γ あるいは NOA>0.1γ
中枢神経系 GCS	15	13〜14	10〜12	6〜9	<6
腎機能 クレアチニン （mg/dL）	<1.2	1.2〜1.9	2.0〜3.4	3.5〜4.9	>5.0
尿量 （mL/日）				<500	<20

SOFAスコアのベースラインから2点以上増加で、感染症が疑われる場合は敗血症と診断
DOA：ドーパミン　　　DOB：ドブタミン　　　Ad：アドレナリン　　　MAP：平均動脈圧

診断 **敗血症性ショック（原疾患は肺炎桿菌による尿路感染症）**

診断のポイント

▶ 敗血症はSepsis-3（2016年）に則って診断する。

症例⑨ 播種性血管内凝固症候群（DIC）

患者：66歳、男性
主訴：発熱、腹痛、出血傾向（紫斑）

検査値

血球計数検査		止血・血栓検査	
白血球数	23,600 /μL	PT-INR	1.41
Hb	13.2 g/dL	APTT	45.5秒
血小板数	2.1×10^4 /μL	フィブリノゲン	218mg/dL
白血球分画		FDP	21.9 μg/mL
好中球桿状核球	36.5 %	D-ダイマー	8.35 μg/mL
好中球分葉核球	46.5	血液生化学検査	
好酸球	1.0	総ビリルビン	1.8 mg/dL
好塩基球	0.0	AST	189 U/L
単球	6.5	ALT	84 U/L
リンパ球	9.5	BUN	23.8 mg/dL
血液像		クレアチニン	2.33 mg/dL
破砕赤血球	(+)	免疫血清検査	
		CRP	19.3 mg/dL

播種性血管内凝固症候群（DIC）の検査所見

　検査所見には異常値が多数みられますが、「生命に関わる重篤な病態」ということであれば、まず、血小板数2.1万/μLをあげなければならないでしょう。

　血小板数＜10万/μLを血小板減少症と定義しますが、実際には＜5万/μLになると止血困難を、＜2×10^4/μLになると明らかな出血傾向を呈するようになります。

　さらに本例では、FDPおよびD-ダイマーの上昇がみられます。FDPおよびD-ダイマーは、フィブリノゲンからフィブリン生成に至る過程にプラスミンが作用した分解産物であり、凝

固・線溶系の亢進を意味しています。

　フィブリノゲンは218mg/dLで、基準範囲内の数値を示しています。しかし、桿状核球の比率が著しく増加した好中球優位の白血球増多、CRP高値から、重症感染症の存在が明らかですので、フィブリノゲンは反応性に基準値より増加しているはず……なのに少ない（消費されている）のです。

　以上から、本例に『日本血栓止血学会DIC診断基準2017年』の〈感染症型〉（下表）を適用すると6点となり、DICと判定されました。

　末梢血には破砕赤血球がみられ、これは凝固・線溶系の異常

【日本血栓止血学会の診断基準 (2017年)】

	項目	感染症型	
一般止血検査	血小板数 （×10⁴/μL）	12<	0点
		8< ≦12	1点
		5< ≦8	2点
		≦5	3点
		24時間以内に30%以上の減少	+1点
	FDP （μg/mL）	<10	0点
		10≦ <20	1点
		20≦ <40	2点
		40≦	3点
	フィブリノゲン （mg/dL）	―	―
	プロトロンビン時間比	<1.25	0点
		1.25≦ <1.67	1点
		1.67≦	2点
分子マーカー	アンチトロンビン （%）	70<	0点
		≦70	1点
	TAT、SF または　F1+2	基準範囲上限の2倍未満	0点
		基準範囲上限の2倍以上	1点
DIC診断		5点以上	

亢進を示す証拠の１つです。

　播種性血管内凝固症候群（DIC）とは、種を蒔いたように（播種）微小な血栓が血管内に多発した状態です。何らかの基礎疾患（がん、白血病、細菌感染症の３疾患が約3/4を占める）が重篤化して、本来血管内で起こってはならないはずの凝固系亢進を生じ、無数の微小血栓を産生する病態です。

　血栓によって細い血管の血流が妨げられ、酸素と栄養が組織に届かなくなり、さまざまな臓器障害を起こします。特に肺と腎臓は細い血管の塊のような臓器なので、障害が強く現れます。一方、出血を生じても、血小板や凝固因子が大量に消費されてしまった結果、止血することができません。さらにDICでは、血栓を溶かそうとして線溶系の亢進も起こってくるので、出血を止めるための血栓も溶かされてしまい、出血傾向がますます強まります。

　このように、DICは循環障害による多臓器の機能不全に、出血症状が加わる重篤な病態です。早期診断、早期治療が重要です。

　本例は、CT、MRIなどの画像検査の結果、胆道感染症と診断されました。血液培養を行ったところ、大腸菌と腸球菌が検出され、胆道感染症の起炎菌として矛盾しない結果でした。

> **診断** DIC（胆道感染症を基礎疾患とする）
>
> **診断のポイント**
> - ▶ DICは、凝固・線溶系が亢進し、血管内に無数の微小血栓を生じる病態である。
> - ▶ DICでは、循環障害による多臓器不全と出血症状がみられる。
> - ▶ DICは診断基準に基づいて診断する。今回は日本血栓止血学会の診断基準（2017年）を用いた。

第3章

ルーチン検査に追加する検査

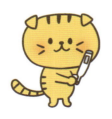

血液一般検査
reticulocyte count

網赤血球数

網赤血球数から赤血球産生能を評価し、貧血の鑑別に用いる

検査方法 | フローサイトメトリーによる自動算定法が主流

異常値を示すおもな疾患や原因

高 ★ 溶血性貧血、ビタミン B_{12} 欠乏性貧血、葉酸欠乏性貧血、鉄欠乏性貧血、巨赤芽球性貧血など

溶血性貧血：赤血球造血に異常はないが、末梢で赤血球破壊が亢進することで生じる。

基準値
網状赤血球比率：**5〜20‰（0.5〜2.0%）**
絶対数 **2.5万〜10万/μL**

低 ★ 再生不良性貧血、急性白血病など

再生不良性貧血：骨髄での造血細胞の減少を背景に、赤血球、白血球、血小板が減少する。

この検査について

▶ 網赤血球とは、成熟した赤血球の前段階の若い赤血球のことで、骨髄における赤血球造血機能の指標となる。
▶ 網赤血球数は、通常、赤血球1,000個中に対する網状赤血球の割合として表示される。そのほか、絶対数でも評価する。

知っておきたいこと

▶ 貧血の鑑別診断に重要。
▶ 鉄欠乏性貧血の治療で鉄剤を投与すると、通常は投与後7〜10日以内に網赤血球数が増加するため、経過観察に有用。

142　単位の読み方 ▶ ‰：パーミル

血液一般検査

reticulated platelets fraction / immature platelet fraction(IPF)

網血小板率／幼若血小板比率〈IPF〉

骨髄における血小板造血の指標となる新しい検査法

検査方法 | 多項目自動血球分析装置を用いて測定する

異常値を示すおもな疾患や原因

★ 特発性血小板減少性紫斑病（ITP）、再生不良性貧血、播種性血管内凝固症候群（DIC）、肝硬変など

基準値 IPF：**0.5〜5**％ ＊施設により異なる

この検査について

▶ 網血小板とは、骨髄から新生した幼若な血小板のこと。
▶ 以前は、網血小板の測定には特殊技術が必要であったため、一般的な検査ではなかったが、汎用性の高い多項目自動血球分析装置の開発により、幼若血小板比率（IPF）の測定が可能となった。
▶ 網赤血球（▶p142）と同様に、血小板造血を反映すると考えられる。

知っておきたいこと

▶ 血小板減少性疾患の鑑別診断に役立つ。
▶ 特にITPの診断基準では特殊検査として位置付けられ、有用性が高い。
▶ 化学療法後の血小板回復期の予測、抗血小板療法の治療効果などにも有用と考えられる。

用語解説 ▶**抗血小板療法**：血小板の凝集をおさえ、動脈内の血栓（けっせん）形成を抑制する治療法。

血液一般検査
red blood cell morphology
赤血球形態

赤血球の大きさや形態などを観察し、貧血の鑑別診断に用いる

検査方法｜自動血球計数装置、塗抹標本による鏡検法がある

正常な形態とおもな形態異常

名称	形態	疑われる疾患
正常赤血球		—
環状赤血球		鉄欠乏性貧血、サラセミア
球状赤血球		自己免疫性溶血性貧血、遺伝性球状赤血球症
楕円赤血球		楕円赤血球症
標的赤血球		鉄欠乏性貧血、サラセミア、閉塞性黄疸
涙滴赤血球		骨髄線維症
鎌状赤血球		鎌状赤血球症

 この検査について

▶ 赤血球形態を調べるポイントは、①大きさ、②形、③染色性などの異常である。

 知っておきたいこと

大きさの異常 大小不同は、ほとんどの貧血にみられる。
染色性の異常 鉄欠乏性貧血では、淡染性になる。

用語解説 ▶サラセミア：遺伝性疾患の1つで、赤血球のヘモグロビンの産生異常で溶血性貧血を起こす。

soluble fibrin monomer complex
可溶性フィブリンモノマー複合体〈SFMC〉

血栓症、DIC などの病態把握、治療効果の指標となる

検査方法 | 赤血球凝集反応、ラテックス免疫比濁法などがある

基準値
- フィブリンモノマー(FM)テスト定性検査 ：陰性
- フィブリンモノマー複合体(FMC) ：**6.1** μg/mL未満
- 可溶性フィブリン(SF) ：**7** μg/mL未満

異常値を示すおもな疾患や原因

高 ↑ 基準値
★ 深部静脈血栓症、肺塞栓血栓症、播種性血管内凝固症候群（DIC）、悪性腫瘍、ネフローゼ症候群、膠原病など

antithrombin
アンチトロンビン〈AT〉

血液の凝固異常を調べ、DIC や血栓症の診断などに用いる

検査方法 | クエン酸血漿を用いた合成基質法（活性）、LPIA（定量）など

基準値
80～130 %（活性）
25～35 mg/dL（LPIA）

異常値を示すおもな疾患や原因

基準値 低 ↓
★ 肝疾患（劇症肝炎、肝硬変、肝がん）、播種性血管内凝固症候群（DIC）、ネフローゼ症候群、血栓症、敗血症、先天性アンチトロンビン欠乏症など

DIC、血栓症：顕著に低下するため、診断や重症度判定に有用である。

用語解説 ▶ **可溶性**：水などの液体に溶ける性質をもつこと。

止血・血栓検査

thrombin antithrombin complex

トロンビン・アンチトロンビン複合体〈TAT〉

DICや血栓性疾患の判断、治療効果などの指標に有用

検査方法｜クエン酸血漿を用いたCLEIAなどがある

基準値 **3.0 ng/mL以下**

異常値を示すおもな疾患や原因

★ **血栓性疾患**（深部静脈血栓症、脳梗塞、肺梗塞、心筋梗塞）、**播種性血管内凝固症候群（DIC）**、心房細動、妊娠高血圧症候群、悪性腫瘍、溶血性貧血、外科手術など

止血・血栓検査

thrombomodulin

トロンボモジュリン〈TM〉

細小血管障害や全身性血管障害の有無を推定する

検査方法｜血清または血漿を用いてELISA法などで測定する

基準値 血漿または血清　**男性 2.1〜4.1 FU/mL**　**女性 1.8〜3.9 FU/mL**

異常値を示すおもな疾患や原因

★ **自己免疫性疾患**〔全身性エリテマトーデス（SLE）、膠原病など〕、**播種性血管内凝固症候群（DIC）**、糖尿病、血栓性血小板減少性紫斑病、腎不全など

自己免疫性疾患、DIC、糖尿病：全身の細小血管障害で高値に。

血栓性血小板減少性紫斑病：血管内皮細胞の障害によって起こるため、高値を示す。

腎不全：TMは腎排泄のため、腎不全で高値を示す。

単位の読み方 ▶ ng/mL：ナノグラムパーミリリットル

止血・血栓検査

protein C
プロテインC〈PC〉

先天性プロテインC欠乏症の診断、凝固機能の把握などに用いる

検査方法 | クエン酸血漿を用いた合成基質法（活性）、LPIA（抗原量）など

基準値
70～140 %（活性）
70～150 %（抗原量）

異常値を示すおもな疾患や原因

基準値 低
★ 先天性プロテインC欠乏症（タイプⅠ、タイプⅡ）、ビタミンK欠乏症、ワルファリン投与時、播種性血管内凝固症候群（DIC）、肝細胞障害、胆道系疾患など

止血・血栓検査

tissue plasminogen activator
組織プラスミノゲンアクチベータ〈t-PA〉

線溶亢進のマーカー、血管機能の評価などに用いられる

検査方法 | クエン酸血漿を用いてt-PA濃度を測定する

基準値
1.6 IU/mL（活性）
2～8 ng/mL（抗原量）

異常値を示すおもな疾患や原因

高 基準値
★ 播種性血管内凝固症候群（DIC）、心筋梗塞、血栓症、各種がん（肝がん、肺がん、前立腺がん、卵巣がんなど）、糖尿病など

播種性血管内凝固症候群（DIC）：特に多臓器不全を合併している場合に注意する。

用語解説 ▶ ワルファリン：抗凝固薬の1つ。おもに血栓塞栓症の予防や治療に用いられる。

止血・血栓検査

plasminogen

プラスミノゲン〈Plg〉(ピーエルジー)

DICの線溶亢進状態の評価、血栓性素因の鑑別診断などに用いる

検査方法 | 合成基質法（活性）、ラテックス凝集法（抗原量）などがある

異常値を示すおもな疾患や原因

高 ★ 経口避妊薬投与、妊娠後期、ストレスなど

基準値 80～120 %（活性）
9.1～14.5 mg/dL（抗原量）

低 ★ 重症肝障害（肝硬変、劇症肝炎、肝がんなど）、播種性血管内凝固症候群（DIC）、先天性プラスミノゲン欠損症、血栓溶解療法（t-PAなど）、血栓症など

この検査について

▶ プラスミノゲン（Plg）は、血栓などを溶かす線溶反応のカギである、プラスミンの前駆体タンパク質である。

知っておきたいこと

▶ Plgは、重症肝疾患で低値を示す。$α_2$-プラスミンインヒビター（▶p149）なども測定して評価する。

▶ 先天性Plg欠乏症は、活性と抗原量がどちらも低値を示す。

▶ 播種性血管内凝固症候群（DIC）では、持続的な凝固亢進状態にあるため、Dダイマー（▶p59）やSFMC（▶p145）、TAT（▶p146）などの線溶検査も行って、総合的に病態を評価する必要がある。

単位の読み方 ▶mg/dL：ミリグラムパーデシリットル

止血・血栓検査

α₂-plasmin inhibitor

α₂-プラスミンインヒビター〈α₂-PI〉

重要な線溶阻止因子であり、線溶系活性の把握に用いる

検査方法 | 発色合成基質法（活性）などがある

異常値を示すおもな疾患や原因

高 ★ 手術後、ネフローゼ症候群、炎症など

基準値 **85〜115％**

低 ★ 重症肝障害（肝硬変、劇症肝炎、肝がんなど）、播種性血管内凝固症候群（DIC）、先天性プラスミンインヒビター欠乏症・異常症、白血病、血栓溶解療法など

この検査について

▶ α₂-プラスミンインヒビター（α₂-PI）は、線溶を阻止する重要な酵素である。

▶ プラスミンに対する生理的な阻害因子であるα₂-PIは、プラスミンの活性阻害、フィブリンへの結合阻害などにより、線溶阻害作用を示す。

知っておきたいこと

▶ α₂-PIが低下すると、線溶が凝固反応の活性を上まわり、出血傾向をきたす。

▶ 重症肝疾患や、播種性血管内凝固症候群（DIC）で低値を示すが、特に急性前骨髄球性白血病による場合は、低値が著しい。

用語解説 ▶ **急性前骨髄球性白血病**：急性骨髄性白血病の1つで、著しい出血傾向を伴う。

止血・血栓検査

α2-plasmin inhibitor・plasmin complex

α2プラスミンインヒビター・プラスミン複合体(PIC)

線溶亢進の程度を診断する分子マーカーとして用いられる

検査方法 | クエン酸血漿を用いた LPIA、LA などがある

異常値を示すおもな疾患や原因

★ **播種性血管内凝固症候群（DIC）、血栓性疾患、急性前骨髄球性白血病、重症肝疾患、悪性腫瘍など**

DIC：線溶亢進型 DIC（特に急性前骨髄球性白血病の合併によるもの）では著しく高値を示し、凝固亢進型 DIC では軽度の高値となる。

基準値 **0.8 μg/mL以下**

🐶 この検査について

▶ α2 プラスミンインヒビター・プラスミン複合体（PIC）は、プラスミンとα2-PI が 1：1 の割合で結合したもの。

▶ プラスミンの血中半減期は0.1秒と非常に短く、ほとんど検出できない。一方、PICの血中半減期は約6時間あるため、生体内で起こっている線溶系活性化の程度を推測でき、DIC の診断や血栓溶解療法のモニターに用いられる。

🐹 知っておきたいこと

▶ DICの疑いに関しては、PIC のほかにFDP（▶p58）、Dダイマー（▶p59）、TAT（▶p146）などが鑑別に役立つ。

▶ 血栓溶解療法（t-PAやウロキナーゼなど投与）では、線溶亢進によりPICが高値を示す。

単位の読み方 ▶ μg/mL：マイクログラムパーミリリットル

表舞台から退場させたい検査

コラム

　新しい検査が次々登場するのに引き換え、消えてゆく検査はそれほど多くないため、検査項目は増える一方です。

　もはや実施する意義のないような、「昔からやっているから、やる」という検査でも、「意味がないのでやめます」とは言い難いものです。

◉出血時間

　「出血時間」は、耳朶に穴を開けて、血が止まるまでの時間を測る検査です。

　この検査は、血小板数を計測することが困難だったころ、血小板数の代用になるという"売り"で行われた検査です。

　現在では、血小板数が自動血球計数機器で簡単に測定でき、さらに血小板同士をくっつけるフィブリノゲン量も確実に測定できるため、わざわざ実施する必要はありません。

　患者さんは痛い思いをし、検査者には血液を介する感染症の危険性もあります。しかも、この検査をしない限りわからないこともないので、臨床的価値もあまりありません。

◉赤沈

　炎症があると血漿タンパクの組成が変化するので、ガラス管に入れた血液中の赤血球がよく落ちるようになるという検査です。

　血漿タンパクの組成が変化するには時間がかかるので、炎症が起こってから何日も経たないと異常を示しませんし、炎症が治ってから何日も経たないと正常に戻りません。

　赤沈を実施するためには、血液約2mLを必要としますが、それだけあれば、もっと鋭敏な炎症マーカーを複数項目測定することができます。

　1990年に提唱された巨細胞性動脈炎（旧側頭動脈炎）の診断基準に赤沈が含まれているので、「100％意義がない」とはいえませんが、99.9％くらいは意義がないと考えられます。

血液生化学検査

fractionation of serum proteins
血清タンパク分画

血清中のタンパク質の構成比を調べ、タンパク異常の検出に用いる

検査方法 | セルロースアセテート膜電気泳動法などで行う

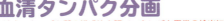

パターンの異常

基準値
- アルブミン ：60.8～71.8％
- α_1-グロブリン：1.7～2.9％
- α_2-グロブリン：5.7～9.5％
- β-グロブリン ：7.2～11.1％
- γ-グロブリン ：10.2～20.4％

〈増減でみられるおもな疾患〉

高		低
脱水症	アルブミン	ネフローゼ症候群、劇症肝炎、肝硬変
膠原病、悪性腫瘍、急性炎症	α_1-グロブリン	肝疾患
慢性感染症、肝疾患、ネフローゼ症候群	α_2-グロブリン	肝疾患
脂質異常症、妊娠	β-グロブリン	肝硬変
Mタンパク血症、膠原病、多発性骨髄腫、肝疾患、マクログロブリン血症	γ-グロブリン	免疫不全症

 ## この検査について

▶ 電気泳動による各分画の相対量を、曲線パターンで表す。
▶ Mタンパク血症のスクリーニングに役立つ。
▶ 多発性骨髄腫の検査では必須。

用語解説 ▶**Mタンパク**：単クローン性免疫グロブリン。がん化した骨髄腫細胞でつくられる。

血液生化学検査
immunoelectrophoresis

免疫電気泳動〈IEP〉

Mタンパクの同定、タンパク分画ではわからないタンパク成分の分析を行う

検査方法 | 寒天の主成分であるアガロースを用いた電気泳動法

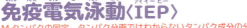

パターンの異常

★ Mタンパクの出現（Mタンパク血症）：

Mタンパク血症、慢性リンパ性白血病、多発性骨髄腫、免疫グロブリン性アミロイドーシス、マクログロブリン血症、単クローン性免疫グロブリン血症など

血液生化学検査
transthyretin(prealbumin)

トランスサイレチン〈TTR〉（プレアルブミン〈PA〉）

迅速に栄養状態を把握する検査として用いる

検査方法 | 抗原抗体反応溶液に光を入射させ、散乱光の強さを検出する免疫比濁法

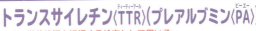

基準値 **22～40 mg/dL**

異常値を示すおもな疾患や原因

高 ★ ネフローゼ症候群、甲状腺機能亢進症、急性肝炎、妊娠後期など

基準値
低 ★ 肝疾患、栄養失調、低栄養状態（手術後、栄養摂取不足）、炎症性疾患、外傷など

急性肝炎：初期には低値となるが、回復期に一過性で高値を示すことがある。低値が続く場合は、重症の可能性がある。

炎症性疾患、外傷、手術後：タンパクの異化亢進などによって低値を示す。

用語解説 ▶ アミロイドーシス：アミロイドと呼ばれるタンパクが、全身の臓器に沈着して臓器障害を起こす疾患。

血液生化学検査
myoglobin
[心筋(しんきん)マーカー] ミオグロビン
心筋マーカーとして、虚血性心筋障害の早期診断に役立つ

検査方法｜ECLIA法、CLIA法などがある

基準値 **60 ng/mL以下**

異常値を示すおもな疾患や原因

★ 心筋疾患：急性心筋梗塞(きゅうせいしんきんこうそく)、心筋炎などの心筋疾患

★ 骨格筋疾患：筋ジストロフィー、多発性筋炎、皮膚筋炎、横紋筋融解症(おうもんきんゆうかいしょう)、運動後など

★ その他：甲状腺機能低下症、腎不全(じんふぜん)など

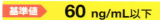

血液生化学検査
myosin light chain
[心筋(しんきん)マーカー] ミオシン軽鎖(けいさ)
心筋梗塞(しんきんこうそく)の重症度診断、予後の経過観察などに用いる

検査方法｜ELISA法（サンドイッチ法）などで行う

基準値 **2.5 ng/mL以下**

異常値を示すおもな疾患や原因

★ 急性心筋梗塞、心筋炎、筋ジストロフィー、多発性筋炎、腎不全(じんふぜん)など

＊ 骨格筋疾患（筋ジストロフィー、多発性筋炎、皮膚筋炎など）、腎不全などで偽高値を示すことがある。

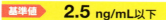

用語解説 ▶ 横紋筋融解症：筋肉をつくっている骨格筋細胞に、融解や壊死(えし)などが起こって、筋細胞内の成分が血液中に流出してしまう疾患。

血液生化学検査

troponin I/troponin T

[心筋マーカー] トロポニン I
[心筋マーカー] トロポニン T

心筋特異性が高く、心筋梗塞の診断のバイオマーカーとして有用

検査方法 | ECLIA 法、CLIA 法などがある

異常値を示すおもな疾患や原因

トロポニン I

★ 急性心筋梗塞、心筋炎、骨格筋障害、不安定狭心症、腎不全 など

基準値 0.09 ng/mL 以下

異常値を示すおもな疾患や原因

トロポニン T

★ 急性心筋梗塞、心筋炎、狭心症、腎不全、心臓移植後の拒絶反応、不安定狭心症 など

基準値 0.1 ng/mL 以下

この検査について

▶ トロポニンは、心筋や骨格筋の筋原線維を構成するタンパクで、筋肉の収縮調整を行う。

知っておきたいこと

▶ 急性心筋梗塞、発症から時間が経過した症例の診断にも有用。

単位の読み方 ▶ ng/mL：ナノグラムパーミリリットル

血液生化学検査

heart type fatty acid-binding protein

[心筋マーカー] 心臓型脂肪酸結合タンパク〈H-FABP〉

心筋特異性が高く、特に超急性期の診断に有用

検査方法 | ラテックス凝集比濁法、イムノクロマト法、ELISAなどがある

異常値を示すおもな疾患や原因

高 ★ **急性心筋梗塞、心筋炎、大動脈解離、大動脈瘤破裂、多発性筋炎、不安定狭心症**など

基準値 6.2 μg/mL未満

この検査について

▶ 心臓型脂肪酸結合タンパク（H-FABP）は、心筋に存在し、脂肪酸の細胞内輸送に関与する。

▶ 急性大動脈解離、急性冠症候群においても有用の検査。

▶ 心筋梗塞を発症して24時間が経過した場合、トロポニンT（▶p155）やCKアイソザイム（▶p160）などを測定する必要がある。

知っておきたいこと

▶ H-FABPは腎排泄のため、腎機能の低下に大きく影響を受け、偽陽性を示すことがある。

▶ 胸痛症候群の鑑別にも有用だが、心電図など総合的な診断が必要である。

用語解説 ▶ **大動脈解離**：大動脈壁の中膜が2層に分かれ、偽腔（ぎくう）内に血栓（けっせん）などが存在する状態。

血液生化学検査

ceruloplasmin
セルロプラスミン〈Cp〉

先天的銅代謝異常症の診断、炎症性疾患の評価などに用いる

検査方法｜ネフェロメトリー、TIA などがある

異常値を示すおもな疾患や原因

高 ★ 悪性腫瘍、白血病、感染症、鉄欠乏性貧血、胆道疾患（胆汁性肝硬変、細胆管性肝炎）、妊娠、エストロゲン投与など

基準値 **21〜37 mg/dL**

低 ★ ウィルソン病、メンケス病、重症肝障害、ネフローゼ症候群、低セルロプラスミン血症、タンパク漏出性胃腸炎など

ウィルソン病、メンケス病：先天的な銅代謝異常症。ウィルソン病は、肝臓に銅が蓄積して肝硬変へと進展する。メンケス病は、銅欠乏で重度の中枢神経障害などが生じ、多くが幼児期に死に至る。

この検査について

▶ セルロプラスミン（Cp）は、肝臓で合成される。鉄の細胞内から細胞外への移送に重要な役割を担っている。

▶ Cp は急性炎症性タンパクでもあり、感染など炎症性サイトカインの産生が亢進する病態では高値を示す。

知っておきたいこと

妊婦 妊娠3か月以降は高値を示す。

運動 激しい運動で高値を示すことがある。

喫煙 喫煙者は非喫煙者よりも高値を示す。

用語解説 ▶ 銅：生体に必須な微量元素の1つ。過剰あるいは不足で、さまざまな障害が起こる。

血液生化学検査
haptoglobin

ハプトグロビン〈Hp（エイチピー）〉

ヘモグロビンと特異的に結合。溶血性疾患、炎症性疾患の診断に有用

検査方法 | 免疫比濁法（TIA）、ネフェロメトリーなどがある

異常値を示すおもな疾患や原因

高
- ★ 悪性腫瘍、炎症性疾患（感染症、膠原病）、統合失調症など
- ★ ハプトグロビン遺伝型別の疾患
  - 1-1型：白血病、アルコール性肝硬変など
  - 2-1型：急性心筋梗塞など
  - 2-2型：本態性高血圧、全身性エリテマトーデスなど

基準値
19～170mg/dL
型判定 1-1型：43～180mg/dL
　　　 2-1型：38～179mg/dL
　　　 2-2型：15～116mg/dL

低
- ★ 溶血性疾患（自己免疫性溶血性貧血、球状赤血球症、サラセミア）、肝疾患（急性肝炎、慢性肝炎、肝硬変）、先天性無ハプトグロビン血症、尿毒症など

 ## この検査について

▶ ハプトグロビン（Hp）は、肝臓で産生される。
▶ 異常な低値となった場合は、ヘモグロビンの異化亢進が考えられる。
▶ 炎症性疾患があるとHpの血中濃度が上昇する。

 ## 知っておきたいこと

薬剤 ホルモン製剤投与で低値を示す。

用語解説 ▶ **サラセミア**：遺伝的なヘモグロビン合成障害のある先天性溶血性貧血のこと。

血液生化学検査

lactate dehydrogenase isozyme

LD（LDH）アイソザイム

LDH活性の上昇で、その由来臓器を推定する

検査方法 | アガロースゲル電気泳動法で行う

異常値を示すおもな疾患や原因

★ 腎梗塞、鬱血肝、リンパ腫、子宮がん、消化管がん、急性肝炎、肝細胞がん、急性の筋崩壊など

〈おもな疾患とLD（LDH）アイソザイムの変化〉

疾 患	LD₁	LD₂	LD₃	LD₄	LD₅
心筋梗塞	▲	↑			
肺梗塞			↑		
筋ジストロフィー		↑			
急性肝炎					▲
急性腎不全					
悪性貧血	▲	↑			
慢性骨髄性白血病			↑		
肝がん					↑
大腸がん		↑	↑		
溶血					

高　　▲＝大幅に上昇　↑＝上昇　↑＝やや上昇

基準値
LD₁：21〜31%　　LD₄：7〜14%
LD₂：28〜35%　　LD₅：5〜13%
LD₃：21〜26%

この検査について

▶LD₁、LD₂は心筋に、LD₄、LD₅は骨格筋に多い。

用語解説 ▶ **腎梗塞**：血栓（けっせん）や塞栓（そくせん）などによって腎動脈が閉塞して起こる疾患。

血液生化学検査
creatine kinase isozyme

CK(CPK)アイソザイム

CKが高値のときに、由来臓器（心筋、骨格筋、脳）を調べる

検査方法｜CKを分画し、それぞれの構成比率を測定する

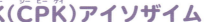

異常値を示すおもな疾患や原因

- ★ **CK-MBの高値**：急性心筋梗塞、心筋炎、多発性筋炎、筋ジストロフィーなど
- ★ **CK-BBの高値**：悪性腫瘍、重篤な急性脳損傷、脳梗塞、イレウスなど
- ★ **CK-MMの高値**：進行性筋ジストロフィー、末梢循環不全、多発性筋炎、皮膚筋炎など

基準値
CK-MM：88～96 %
CK-MB：1～4 %
CK-BB：1 %未満

この検査について

▶ CK（CPK）は、3つのアイソザイムに分けられ、サブユニットには、M型（筋型）とB型（脳型）の2種類がある。

CK-MM	骨格筋に高濃度で存在する
CK-MB	おもに心筋に存在する
CK-BB	おもに脳に存在する

知っておきたいこと

運動・手術 激しい運動後や、手術後、分娩後に高値を示す。
性差 女性は男性よりも低値を示す。

用語解説 ▶**皮膚筋炎**：筋肉の炎症によって、筋肉痛や筋力低下が起こる疾患。特徴的部位に皮膚湿疹（しっしん）が出ることが多い。

160

血液生化学検査
alkaline phosphatase isozymes

ALPアイソザイム
エー エル ピー

ALP高値の場合に、由来臓器と病態を調べる

検査方法 | ALPを分画し、それぞれの構成比率を測定する

異常値を示すおもな疾患や原因

〈各ALPアイソザイムの増加とおもな疾患〉

ALP1（高分子ALP）	閉塞性黄疸、肝内胆汁鬱滞
ALP2（肝性）	肝・胆道疾患
ALP3（骨性）	成長期、骨疾患、副甲状腺機能亢進症
ALP4（胎盤性）	血清中に存在（胎盤型）。妊娠後期、悪性腫瘍
ALP5（小腸性）	血液型B型・O型の高脂肪食の摂取後。肝硬変、慢性腎不全
ALP6（免疫グロブリン結合性）	潰瘍性大腸炎の活動期

高

基準値

$$ALP_2 > ALP_3$$ ＊小児はALP2＜ALP3

ALP2：36～74%
ALP3：25～59%

 ## この検査について

▶ ALPは、数種類のアイソザイムに分類される。

 ## 知っておきたいこと

血液型 血液型B型・O型では、空腹時採血とする。
妊娠 妊娠前に比べて妊娠後期は2～3倍を示す。

用語解説 ▶**潰瘍性大腸炎**：大腸の粘膜に炎症が起こり、潰瘍やびらんが発生する。

161

血液生化学検査

leucine aminopeptidase

ロイシンアミノペプチダーゼ〈LAP(エルエーピー)〉

肝・胆道の閉塞性疾患のスクリーニングや経過観察に用いる

検査方法 | L-ロイシル-p-ニトロアニリド基質法がある

異常値を示すおもな疾患や原因

★ 急性・慢性肝炎、肝硬変、肝細胞がん、転移性肝がん、閉塞性黄疸、急性膵炎、胆石、胆嚢炎、アルコール性肝障害、薬物性肝炎、胆道閉塞など

高 ↑

基準値 ▶ **35〜73 U/L**

この検査について

▶ アミノペプチダーゼは、ペプチドをアミノ末端からロイシンなどを加水分解して遊離する酵素。臨床検査ではロイシンアミノペプチダーゼ（LAP）と呼ばれている。

▶ LAPは肝臓、腎臓、小腸、膵臓などに分布し、胆汁鬱滞があると上昇することから、胆道系酵素の1つとされている。

▶ 黄疸の鑑別、肝・胆道系疾患の閉塞状態の診断に用いられる。

▶ 薬物性肝障害やアルコール性肝障害では、肝臓のγ-GTも上昇する。

知っておきたいこと

性差 男性のほうが女性よりも高値を示す。
妊娠 活性が上昇することがある。

単位の読み方 ▶ U/L：ユニットパーリットル

血液生化学検査

amylase/amylase isozymes

アミラーゼ〈Amy〉/アミラーゼアイソザイム

汎用される膵炎の診断マーカー。高・低アミラーゼ血症の由来臓器も推定する

検査方法 | 酵素法、セルロースアセテート膜電気泳動法などで調べる

異常値を示すおもな疾患や原因

アミラーゼ

★ 急性・慢性膵炎、膵がん、膵嚢胞、肝障害、耳下腺炎、消化管穿孔、腹膜炎、腸閉塞、腎不全、婦人科系疾患など

基準値 50〜200 U/L

★ 膵臓あるいは唾液腺全摘後にみられる著しい荒廃など

異常値を示すおもな疾患や原因

アミラーゼアイソザイム

★ **高膵型アミラーゼ血症**：急性膵炎、慢性膵炎、マクロアミラーゼ血症など

★ **高唾液腺型アミラーゼ血症**：唾液腺疾患、アミラーゼ産生腫瘍（肺がん、卵巣がん、大腸がんなど）、肝胆道疾患、子宮外妊娠など

基準値
アミラーゼアイソザイムP型（膵型） ： **30〜60%**
アミラーゼアイソザイムS型（唾液腺型） ： **40〜70%**

★ 低膵型アミラーゼ血症（膵全摘後の膵臓荒廃など）、低唾液腺型アミラーゼ血症（唾液腺全摘後）

知っておきたいこと

▶ 高値を示した場合、アイソザイムを調べ由来臓器を推定する。

用語解説 ▶ **耳下腺炎**：唾液腺のうち耳下腺が炎症を起こした状態。

血液生化学検査
lipase
リパーゼ

リパーゼは膵特異性が高く、急性膵炎の診断に有用である

検査方法 | 酵素法が主流となり、ほかに比濁法などがある

異常値を示すおもな疾患や原因

高
★ 急性・慢性膵炎、膵がん、胆嚢・胆道疾患、消化性潰瘍、イレウス、腹膜炎、腎不全など

＊著しい高値を示すときは、まず急性膵炎あるいは慢性膵炎の増悪期が疑われる。

基準値 5～55 U/L

低
★ 慢性膵炎（末期）、膵全摘出後、膵がんなど

この検査について

▶ リパーゼは、膵疾患のスクリーニング、急性膵炎の診断に有用。
▶ リパーゼの検査法は、比濁法では膵リパーゼ以外の酵素も上昇することから、酵素法が主流となっている。
▶ 腎不全でリパーゼが上昇することは多いが、著しく増加することは少ない。

知っておきたいこと

ERCP施行後 ERCP（内視鏡的逆行性胆道膵管造影）後、膵炎は重篤化しやすく、術後にアミラーゼ、リパーゼを測定し、早期発見・治療につなげる。

食事 食事の影響を受けることがあるため、必ず空腹時に採血。

用語解説 ▶ **ERCP後膵炎**：ERCP（内視鏡的逆行性胆道膵管造影）後に合併する膵炎は、死に至ることもある重大な偶発症である。

血液生化学検査
elastase（elastase 1）

エラスターゼ（エラスターゼ1）

膵炎の診断、経過観察に用いるほか、膵がんマーカーとしても有用

検査方法 | ラテックス凝集法、RIA法などがある

異常値を示すおもな疾患や原因

高 ★ 急性・慢性膵炎、膵がん、腎不全、消化管穿孔、ECRP後など

膵がん：早期から上昇する。ほかの腫瘍マーカーと組み合わせて診断する。

基準値 **100〜400 ng/dL**

低 ★ 慢性膵炎（末期）、膵全摘出後、膵がんなど

この検査について

▶ 膵液中には、性質が異なるエラスターゼ1とエラスターゼ2があり、エラスターゼ1のほうが多く含まれる。
▶ エラスターゼ1は、膵疾患によって血中へ逸脱するため、膵疾患の診断に有用である。アミラーゼ（▶p163）などの検査と併用する。

知っておきたいこと

▶ 特に、急性膵炎や慢性膵炎の増悪期に高値を示す。
▶ 膵炎が治癒した後も高値が続くことから、治療経過の観察にも用いられる。

単位の読み方 ▶ ng/dL：ナノグラムパーデシリットル

血液生化学検査

aldolase
アルドラーゼ〈ALD〉

筋（心筋、骨格筋）疾患の診断において、補助的な役割を担う

検査方法 | 血清中のアルドラーゼを測定する

異常値を示すおもな疾患や原因

高 ★ 心筋梗塞、心筋炎、多発性筋炎、筋ジストロフィー、ギラン
バレー症候群、脳血管障害、悪性高熱症、肝硬変、急性腎炎、
悪性リンパ腫、溶血性貧血、髄膜炎、急性・慢性肝炎、悪性
腫瘍など

基準値 2.7～7.5 U/L

低 ★ 果糖不耐症、テイ・サックス病など

🐻 この検査について

▶ アルドラーゼ（ALD）は、糖代謝において重要な解糖系酵素。
▶ ALDは全身に存在するが、特に筋肉や肝臓、脳に多く存在し、損傷があると血中に逸脱する。
▶ 半減期は約4時間と短く、組織障害の変化がわかりやすいが、臓器特異性が低いため、補助的な検査の位置づけが多い。

🐻 知っておきたいこと

年齢 新生児は成人に比べて2～3倍高く、思春期ごろに成人の値となる。

運動・手術 激しい運動、手術後、筋肉注射などで高値を示すことがある。

用語解説 ▶ **テイ・サックス病**：代謝遺伝性疾患。治療法が確立されておらず、発症後、余命は数年と長くない。

血液生化学検査

pepsinogen(PG) Ⅰ/Ⅱ
ペプシノゲン〈PG〉Ⅰ/Ⅱ

膵炎の診断、経過観察に用いるほか、膵がんマーカーとしても有用

検査方法 | ラテックス凝集法、RIA法などがある

異常値を示すおもな疾患や原因

PG Ⅰ

高 ★ 十二指腸潰瘍、ゾリンジャー・エリソン症候群、ブルンナー腺腫、腎不全など

基準値 PGⅠ：**15〜100 ng/mL**

低 ★ 萎縮性胃炎、胃がん、肝硬変、悪性貧血、胃黄色腫、胃切除後など

異常値を示すおもな疾患や原因

PG Ⅱ

高 ★ 十二指腸潰瘍、ゾリンジャー・エリソン症候群、ブルンナー腺腫、急性胃粘膜病変など

基準値 PGⅡ：**3〜40 ng/mL**

低 ★ 萎縮性胃炎、胃がんなど

知っておきたいこと

▶ ペプシノゲン（PG）Ⅰ・Ⅱともに、腎不全で上昇する。
▶ PGⅠは、20〜70歳で一定の値を示す。PGⅡは、加齢とともに漸増傾向を示す。

用語解説 ▶ ゾリンジャー・エリソン症候群：膵臓または十二指腸の腫瘍によって内分泌障害が生じ、消化性潰瘍疾患を引き起こす疾患。

血液生化学検査

acid phosphatase

酸性フォスファターゼ〈ACP〉

前立腺がん、前立腺疾患、骨疾患などを調べる

検査方法 | DCAP-P 基質法、フェニルリン酸基質法、EIA などがある

異常値を示すおもな疾患や原因

高

★ 前立腺がん、前立腺肥大症、前立腺炎、腎不全、副甲状腺機能亢進症、骨粗鬆症、骨転移を伴う悪性腫瘍、原発性骨腫瘍、ページェット病、代謝性骨病変、血小板減少症、白血病、ホジキンリンパ腫など

基準値 **14.4 U/L以下**

この検査について

▶ 酸性フォスファターゼ（ACP）は、酸性側に至適pHをもつ加水分解酵素で、全身の組織に分布している。

▶ ACPは、前立腺で大量に産生されるため、前立腺がん、前立腺疾患の診断、治療効果の判定に用いられる（ただし、早期の前立腺がんでは陽性率が低く有用とされない）。

知っておきたいこと

▶ 女性ホルモンや副腎皮質ホルモンを服用している場合、低値を示すことがある。

女性 閉経後の女性では高値を示す。

季節 季節によって変動する。

用語解説 ▶ **ホジキンリンパ腫**：悪性リンパ腫の一種。従来はホジキン病といわれていた。

血液生化学検査

ammonia

アンモニア〈NH₃〉

重症肝疾患に伴う肝性昏睡の病態把握に不可欠

検査方法 | 血漿 1dL 中のアンモニアの量を測定する

異常値を示すおもな疾患や原因

★ 劇症肝炎、肝硬変による肝性昏睡、肝性脳症、門脈-体循環シャント、尿素サイクル酵素欠損症、ライ症候群、尿毒症、出血性ショック、バッド・キアリ症候群、低酸素血症 など

基準値 30〜80 μg/dL

★ 低タンパク食摂取時、貧血など

この検査について

▶ アンモニア（NH₃）は、タンパク質代謝の過程で生成される分解産物である。大部分は肝臓で尿素に変換され、腎から排泄される。

▶ アンモニアの測定は、肝機能の評価、特に肝性昏睡や肝性脳症の病態把握に重要な指標である。

▶ 先天性代謝異常のスクリーニングとして不可欠である。

知っておきたいこと

(運動) 激しい運動で高値を示すことがある。
(食事) 食事のタンパク質摂取量の影響を受ける。
(採血) 採血後、放置すると高値を示すことがあるので要注意。

単位の読み方 ▶ μg/dL：マイクログラムパーデシリットル

血液生化学検査

cystatin C

シスタチンC

糸球体濾過量（GFR）を反映する新しい腎機能マーカー

検査方法 | 標準化されておらず、医療機関によって異なる

異常値を示すおもな疾患や原因

★ **腎機能障害、腎不全、糸球体腎炎、腎硬化症、腎移植後、甲状腺機能亢進症など**

＊高度な腎機能障害では、シスタチンCの上昇が鈍化することがあるため注意する。

基準値
男性 **0.63〜0.95** mg/L
女性 **0.56〜0.87** mg/L

★ 甲状腺機能低下症

この検査について

▶ 糸球体濾過量（GFR）が低下すると、血清シスタチンCは上昇することから、GFR推定のための新しい指標として注目されている。

▶ シスタチンCは、甲状腺ホルモンの影響を受けることがわかっているが、食事や体格、年齢などの影響を受けない。

知っておきたいこと

小児・高齢者 筋肉量の影響を受けないため、小児や高齢者の腎機能マーカーとして有用である。

心疾患 心疾患の発症予測因子としても注目されている。

薬剤 糖質コルチコイドにより上昇することがある。

用語解説 **糖質コルチコイド**：抗炎症作用、免疫抑制作用をもつステロイドホルモン。

血液生化学検査
β₂-microglobulin

β₂-ミクログロブリン〈β2-m〉

血清β2-m は、糸球体濾過機能低下の指標として用いる

検査方法 | ラテックス凝集比濁法などで行う

異常値を示すおもな疾患や原因

★ 急性・慢性糸球体腎炎、ネフローゼ症候群、腎硬化症、ループス腎炎、慢性腎不全、糖尿病性腎症、悪性腫瘍、自己免疫疾患、肝機能低下、尿毒症、感染症、臓器移植後の拒絶反応など

基準値 血清：**1.0〜1.9** mg/L

この検査について

▶ β₂-ミクログロブリン（β2-m）は、有核細胞の表面に存在するヒト白血球抗原の一部である。
▶ 低分子量のため、通常は尿中にほとんど排泄されないが、尿細管障害があると上昇する。
▶ 血液透析患者の透析アミロイドーシスの原因にもなる。

知っておきたいこと

血清β2-m 主として糸球体濾過機能の指標として汎用されている。尿中β2-ミクログロブリンより簡便に検査できる。
尿中β2-m 主として尿細管障害の指標として汎用。先天性腎障害、糖尿病性腎症、尿細管アシドーシスなどで上昇する。

用語解説 ▶**透析**：低下した腎機能の代わりに、機械に血液を通して濾過する治療法。

血液生化学検査

creatinine clearance

クレアチニンクリアランス〈Ccr〉

血中と尿中のクレアチニン値から、より正確な糸球体濾過量を推測する

検査方法 | 血中と尿中のクレアチニン値から算出する

異常値を示すおもな疾患や原因

基準値 65～165 mL/分

低 ★ 腎機能障害、腎不全、糸球体腎炎、腎硬化症、鬱血性心不全、ショック、尿路閉塞など

腎機能	Ccr値
軽度低下	71～90 mL/分
中等度低下	51～70 mL/分
高度低下	31～50 mL/分
腎不全	11～30 mL/分
尿毒症期	10 mL/分～透析前

＊日本腎臓学会編『腎疾患の生活指導・食事療法ガイドライン』より

この検査について

▶ クレアチニンクリアランス（Ccr）は、より正確な糸球体濾過量（GFR）を知るために用いられる。2時間法、24時間法がある。

知っておきたいこと

性差 女性は男性より低値を示す。
年齢 加齢とともに減少する。
妊娠 妊娠中は高値を示す。

単位の読み方 ▶ mL/分：ミリリットルパーミニッツ

血液生化学検査

glycoalbumin

グリコアルブミン

直近2週間の血糖コントロールの指標として用いる

検査方法 | 酵素法などがある

異常値を示すおもな疾患や原因

★ 糖尿病、甲状腺機能低下症、肝硬変、高尿酸血症、高ビリルビン血症など

甲状腺機能低下症、肝硬変など：アルブミン代謝が促進され、グリコアルブミン値が高くなることがある。

基準値 **11〜16 %**

★ 甲状腺機能亢進症、ネフローゼ症候群、肝硬変など

甲状腺機能亢進症、ネフローゼ症候群など：アルブミンの著しい喪失により、グリコアルブミン値が低くなることがある。

この検査について

▶ アルブミンの血中半減期が短い（約17日）ため、グリコアルブミンは約1〜2週間前の平均血糖値を反映している。
▶ hbA1c（▶p90）よりも血糖コントロールの変化を迅速に把握することができ、肝・腎機能障害の影響も受けにくい。

知っておきたいこと

▶ 血糖値が安定時のグリコアルブミンは、HbA1cの3倍の値。

用語の解説 ▶ **半減期**：薬成分の血中濃度が半減するまでの時間のこと。

血液生化学検査

immunoreactive insulin

インスリン〈IRI〉
アイアールアイ

インスリン分泌能力を調べ、糖尿病治療に役立てる

検査方法 | RIA、EIA、CLIA 法などがある

異常値を示すおもな疾患や原因

★ **肥満、インスリノーマ、インスリン自己免疫症候群、インスリンレセプター異常症、家族性高プロインスリン血症、肝硬変、腎不全など**

肥満：内分泌疾患では耐糖能障害を伴うため、インスリンは高値を示す。

インスリノーマ：インスリノーマは膵β細胞から発生した腫瘍であり、インスリンを過剰に分泌する。

高

基準値 ▶ **5～15 μU/mL**

低

★ **1 型・2 型糖尿病、2 型糖尿病の SU 剤二次無効など**

1 型糖尿病：膵β細胞が破壊されているため、インスリンは低値を示す。

2 型糖尿病：食事後、インスリンの早期の分泌が遅延する。

この検査について

▶ インスリンは、膵臓のβ細胞から分泌されるホルモン。血糖の上昇・低下に伴いコントロールされる。

知っておきたいこと

▶ 空腹時は血中インスリン値が高値を示すので、検査前に絶食を厳守させる。

用語解説 ▶ **SU剤二次無効**：SU剤（スルホニル尿素剤）の長期投与により、しだいに効果が減弱してくること。

血液生化学検査
C-peptide
C-ペプチド

インスリンの生成過程で生じた副産物。インスリン分泌能力を反映する

検査方法 | RIA、EIA、CLIA 法などがある

異常値を示すおもな疾患や原因

高 ★ **肥満、インスリノーマ、インスリン自己免疫症候群、家族性高プロインスリン血症、肝硬変、腎不全など**

肥満：内分泌疾患では耐糖能障害を伴い、高値を示す。

インスリノーマ：インスリノーマは膵β細胞から発生した腫瘍であり、インスリンを過剰に分泌する。

基準値 **0.8〜2.5 ng/mL**

低 ★ **1型・2型糖尿病、2型糖尿病のSU剤二次無効など**

1型糖尿病：膵β細胞が破壊されているため、インスリンは低値を示す。

2型糖尿病：食事後、インスリンの早期の分泌が遅延する。

 ### この検査について

▶ C-ペプチドは、インスリン測定で内因性インスリン分泌能を正しく反映しない場合に有用である。
▶ 腎機能障害では血中C-ペプチドが高値になるのに対し、尿中C-ペプチドは低値を示すことがあるので注意する。

 ### 知っておきたいこと

食事 食事の影響を受けるので、検査前に絶食を厳守させる。
治療法 2型糖尿病の治療法を選ぶための有用な指標となる。

単位の読み方 ▶ng/mL：ナノグラムパーミリリットル

血液生化学検査

glucose tolerance test, 75g oral glucose tolerance test

ブドウ糖負荷試験
（グルコース負荷試験〈GTT, OGTT, 75gOGTT〉）

糖尿病の疑いがある場合に、ブドウ糖負荷によって耐糖能を調べる

| 検査方法 | 血液中のブドウ糖濃度を測定する |

異常値を示すおもな疾患や原因

★ 褐色細胞腫、巨人症、クッシング症候群、甲状腺機能亢進症、中枢神経系疾患、肝障害、膵障害、低栄養状態、ストレス、肥満など

★ 境界型：正常型、糖尿病型に属さない場合

基準値
負荷前血糖値　　　　：**110 mg/dL未満**
負荷後2時間血糖値　：**140 mg/dL未満**

★ 高インスリン血症、吸収障害、副腎皮質機能低下症など

〈空腹時血糖値および75g糖負荷試験（OGTT）2時間値の判断基準（静脈血漿値、mg/dL）〉

	正常型	糖尿病型
空腹時域	<110	≧126
75gOGTT2時間値	<140	≧200

この検査について

▶ ブドウ糖負荷試験は、ブドウ糖を経口負荷してインスリン分泌を刺激し、膵β細胞の機能評価を行う試験である。

知っておきたいこと

▶ 正常の場合でも、180mg/dL以上では、糖尿病に悪化する危険があるので境界型に準ずる。

血液生化学検査

anti-glutamic acid decarboxylase antibody

抗GAD抗体

インスリン依存性糖尿病（IDDM）のスクリーニング、鑑別診断などに用いる

| 検査方法 | RIA などがある |

異常値を示すおもな疾患や原因

★ **1型糖尿病、インスリン依存性糖尿病（IDDM）、Slowly Progressive IDDM（緩徐進行1型糖尿病）、スティッフ・パーソン症候群など**

インスリン依存性糖尿病（IDDM）：膵β細胞の破壊によって発症する1型糖尿病。若年者で発症し、インスリン注射が不可欠である。

基準値	**1.5 U/mL未満**
	*ヒト由来recombinant（組換体）GAD65抗原を使用

この検査について

▶ グルタミン酸デカルボキシラーゼ（GAD）は、グルタミン酸からγ-アミノ酪酸（GABA）を合成する酵素である。
▶ おもに脳に存在しているが、膵β細胞にも存在している。
▶ 抗GAD抗体の存在は、1型糖尿病や耐糖能異常などで認められるが、内分泌代謝疾患などでも陽性を示す。

知っておきたいこと

▶ 成人で発症する1型糖尿病において陽性率が高いが、2型糖尿病も数％存在する。

用語解説 ▶ スティッフ・パーソン症候群：全身硬直症候群。全身の筋硬直と痙攣（けいれん）を主症状とする神経疾患。

血液生化学検査
lactic acid

乳酸(にゅうさん)

乳酸アシドーシスの診断、予後の指標となる

| 検査方法 | 酵素法などがある |

異常値を示すおもな疾患や原因

★**乳酸アシドーシス**：血中の乳酸濃度が18mg/dL以上になり、pHが酸性側に傾いた状態。意識障害や昏睡、ショック状態に陥り、死に至ることが多い。次の2つがおもな原因。

組織循環不全を伴うもの：ショック、心筋梗塞、心不全、呼吸不全、貧血、骨格筋の過剰運動（痙攣ほか）など

組織循環不全を伴わない代謝性のもの：糖尿病、肝障害、尿毒症、悪性腫瘍、ミトコンドリア異常症など

高

基準値 4～17 mg/dL

この検査について

▶ 乳酸は、骨格筋や脳、赤血球における解糖系代謝が亢進した結果、産生されたものである。

▶ 乳酸アシドーシスの診断に用いられる。特に心不全や呼吸不全など組織循環不全を伴う重症疾患の病態の把握に有用。

知っておきたいこと

運動 激しい運動で高値を示す。
食事 食事摂取で上昇する。
薬剤 経口血糖降下薬（ビグアナイド）、エピネフリン、グルカゴン、イソニアジドなどで上昇する。

用語解説 ▶ **ミトコンドリア異常症**：細胞内のミトコンドリアの機能低下に起因した病態。

血液生化学検査
triglyceride

トリグリセリド〈TG〉

いわゆる「中性脂肪」。動脈硬化の危険因子の存在を調べる

検査方法 | 酵素法などがある

異常値を示すおもな疾患や原因

高
- ★ 家族性高リポタンパク血症、閉塞性黄疸、脂肪肝、ジーベ症候群、LCAT欠損症、ネフローゼ症候群、急性膵炎、痛風、糖尿病、クッシング症候群、甲状腺機能低下症、肥満など
- ★ **高TG血症**：脂質異常症の1つ。動脈硬化の危険因子である。重症の高TG血症は、急性膵炎発症の原因となる。

基準値 **30〜150 mg/dL**

低
- ★ 低β-リポタンパク欠損症、甲状腺機能亢進症、重症肝障害、吸収不良症候群など

 ## この検査について

▶ トリグリセリド（TG）は、1分子のグリセロールに3分子の脂肪酸が結合した構造物である。血中の中性脂肪のほとんどがTGであるため、一般的に中性脂肪とはTGを意味する場合が多い。

 ## 知っておきたいこと

食事 食後に高値を示す。したがって、採血は早朝空腹時が必須である。

加齢 加齢とともに上昇する。

性差 男性のほうが女性より高値を示す。

用語解説 ▶ **ジーベ症候群**：アルコールの大量摂取後に、黄疸・高脂血症・溶血性貧血の3つの症状があらわれること。

血液生化学検査

apolipoprotein
アポリポタンパク

血清脂質などと併せて、脂質代謝異常をくわしく評価する

検査方法 | TIA などがある

異常値を示すおもな疾患や原因

高

A-Ⅰ A-Ⅱ	高 HDL 血症、CETP 欠損症など
B	脂質異常症、糖尿病、甲状腺機能低下症、ネフローゼ症候群、閉塞性黄疸など
C-Ⅱ	高 TG 血症、脂質異常症、糖尿病、ネフローゼ症候群、慢性腎不全、閉塞性黄疸など
C-Ⅲ	高 TG 血症、脂質異常症、閉塞性黄疸、糖尿病、ネフローゼ症候群など
E	高 TG 血症、脂質異常症、変異アポ E 血症、閉塞性黄疸、ネフローゼ症候群など

基準値

A-Ⅰ：122～161 mg/dL
A-Ⅱ：25.1～34.5 mg/dL
B　：69～105 mg/dL
C-Ⅱ：1.6～4.2 mg/dL
C-Ⅲ：5.5～9.5 mg/dL
E　：2.7～4.5 mg/dL

低

A-Ⅰ A-Ⅱ	低 HDL 血症、LCAT 欠損症、アポタンパク A-Ⅰ 欠損症、タンジール病、急性・慢性肝炎、肝硬変、閉塞性黄疸、慢性腎不全など
B	無～低βリポタンパク血症、重症肝障害など
C-Ⅱ	アポ C-Ⅱ欠損症、重症肝障害など
C-Ⅲ	重症肝障害など
E	アポ E 欠損症

単位の読み方 ▶ mg/dL：ミリグラムパーデシリットル

血液生化学検査
lipoprotein (a)

リポタンパク(a)〈Lp(a)〉

Lp(a)は動脈硬化の独立した危険因子。動脈硬化のリスクを調べる

検査方法 | ELISA、TIA、LIAなどがある

異常値を示すおもな疾患や原因

★ 虚血性心疾患、脳血管障害、閉塞性動脈硬化症、糖尿病、腎機能障害（慢性腎炎、ネフローゼ症候群）、経皮的冠動脈形成（PTCA）術後の再狭窄など

動脈硬化性疾患：虚血性心疾患、脳血管障害、閉塞性動脈硬化症などは、Lp(a)が高値を示すと知られている。ただし、高Lp(a)血症の治療の必要性については不明である。

基準値 **40 mg/dL以下**

この検査について

▶ リポタンパク(a)[Lp(a)]は、低比重リポタンパク（LDL）のアポタンパクBに、アポタンパク(a)がS-S結合した特殊なリポタンパクであり、LDLよりも少しサイズが大きい。

▶ Lp(a)は、独立した動脈硬化の危険因子と位置づけられており、動脈硬化に関する指標として用いる。

知っておきたいこと

遺伝 Lp(a)は、遺伝的素因でほぼ決まっていると考えられており、食事、年齢、性差などの影響は少ない。

妊娠 妊娠中は上昇する。

用語解説 ▶ **狭窄**：血管や器官などが狭くなり、血液や食べ物などが通りにくくなる状態。

血液生化学検査
ferrum(iron)
# 血清鉄〈Fe〉
貧血の原因を知るための基本的な検査

検査方法｜比色法（ニトロソ PSAP 法）などがある

異常値を示すおもな疾患や原因

★ 再生不良性貧血、急性肝炎、急性白血病、ヘモクロマトーシスなど

基準値
男性 **50〜200** μg/dL
女性 **40〜180** μg/dL

☆ 鉄欠乏性貧血、真性多血症、悪性腫瘍、感染症、妊娠など

鉄欠乏性貧血：貧血は、末梢血中の赤血球やヘモグロビンが減少している状態であり、その原因の1つとして、ヘモグロビンの構成に不可欠な鉄が不足している場合がある。貧血の中で最も頻度が高い疾患である。

この検査について

▶ 血清鉄（Fe）の減少は、出血などによる喪失、感染性・炎症性疾患などで貯蔵鉄を利用できない場合などで起こる。
▶ 血清鉄の増加は、鉄の過剰な蓄積、頻回の輸血などで起こる。

知っておきたいこと

性差 女性のほうが男性より低値を示す。月経が原因とされる。
食事 食事の影響を受ける。過度なダイエットで偏食が続くと鉄欠乏状態となる。
日内変動 一般的に、午前中が高く、夜間が低いとされている。

用語解説 ▶ ヘモクロマトーシス：全身臓器に鉄が過剰に沈着する疾患。

総鉄結合能〈TIBC〉/不飽和鉄結合能〈UIBC〉

total iron binding capacity / unsaturated iron binding capacity

貧血をはじめとする鉄代謝異常の診断に用いる

検査方法 | 比色法、CPBA法などがある

異常値を示すおもな疾患や原因

高
- **TIBC** ★ 鉄欠乏性貧血など
- **UIBC** ★ 鉄欠乏性貧血、真性多血症など

基準値
TIBC：男性 253～365 μg/dL　女性 246～410 μg/dL
UIBC：男性 104～259 μg/dL　女性 108～325 μg/dL

低
- **TIBC** ★ 悪性腫瘍、急性肝炎、肝硬変、感染症、膠原病、ネフローゼ症候群など
- **UIBC** ★ 再生不良性貧血、溶血性貧血、ヘモクロマトーシス、急性肝炎、肝硬変、悪性腫瘍、感染症、ネフローゼ症候群など

この検査について

- 総鉄結合能（TIBC）とは、血漿中のトランスフェリンが結合できる鉄の総量のこと。
- TIBCの約1/3には鉄が結合しており、鉄と結合していないトランスフェリンと結合できる鉄の量を不飽和鉄結合能（UIBC）という。

知っておきたいこと

性差 若年者では、男性よりも女性のほうが高値を示す。
溶血 溶血すると誤差が生じる。

単位の読み方 ▶ μg/dL：マイクログラムパーデシリットル

血液生化学検査
ferritin

フェリチン

体内の鉄貯蔵量を把握し、血液疾患の診断に役立てる

検査方法 | 比色法、CPBA法などがある

異常値を示すおもな疾患や原因

★ **異常高値**：ヘモクロマトーシス、急性白血病、血球貪食症候群、成人発症スティル病など

★ 悪性リンパ腫、肝がん、膵がん、腎がん、肺がん、肝炎、膵炎、腎不全、心筋梗塞、ヘモジデローシス、再生不良性貧血、鉄芽球性貧血など

基準値　男性 **13～301** ng/mL
　　　　　女性 **5～178** ng/mL

★ 鉄欠乏性貧血など

この検査について

▶ フェリチンは、鉄とアポフェリチンが結合した鉄貯蔵タンパクの一種。体内の鉄貯蔵状態の指標となる。

知っておきたいこと

性差・加齢 若い女性では低値を示す（月経で鉄を失うため）。加齢とともに上昇し、閉経後は男性の値に近づく。

薬剤 鉄剤、輸血の影響を受ける。

用語解説 ▶ **成人スティル病**：発熱、関節症状、皮疹（ひしん）を示す全身性炎症性疾患であり、不明熱の原因となる。

血液生化学検査
calcium
カルシウム〈Ca〉
骨代謝異常だけでなく、さまざまな Ca 代謝異常を調べるために不可欠

検査方法 | 比色法、酵素法、キレート法などがある

異常値を示すおもな疾患や原因

★ 原発性副甲状腺機能亢進症、甲状腺機能亢進症、悪性腫瘍の骨転移、多発性骨髄腫、サルコイドーシス、ビタミン D 中毒症など

基準値 **8.6〜10.2 mg/dL**

★ 副甲状腺機能低下症、低アルブミン血症、ネフローゼ症候群、慢性腎不全、吸収不良症候群、ビタミン D 欠乏症など

副甲状腺ホルモン（PTH）：Ca の低値に加えて PTH が低下した場合は、特発性・続発性副甲状腺機能低下症を疑う。

 この検査について

▶ カルシウム（Ca）は、血清成分の中でも、その濃度の恒常性は厳密に調節されている。
▶ 高 Ca 代謝異常が疑われる場合や、悪性腫瘍で高 Ca 血症を伴う場合などに不可欠な検査。

 知っておきたいこと

高Ca血症 イライラ、不眠といった中枢神経症状、悪心・嘔吐などの消化器系症状がみられる。
低Ca血症 手足の痙攣、四肢の知覚異常などがみられる。

血液生化学検査
phosphorus

リン〈P〉(ピー)

Caなどと結合して存在。骨代謝異常、内分泌異常の診断に有用

検査方法 | 酵素法、比色法などがある

異常値を示すおもな疾患や原因

高 ★ 副甲状腺機能低下症、ビタミンD過剰摂取、アシドーシス、甲状腺機能亢進症、腎不全、脱水、横紋筋融解症など

基準値 **2.5~4.5 mg/dL**

低 ★ 原発性副甲状腺機能亢進症、ビタミンD欠乏症、くる病、アルコール多飲、低栄養など

＊著しい低値の場合は、速やかに補正液による処置を行う。

この検査について

▶ リン（P）は、ほとんどが骨と細胞内に存在する。
▶ 成長ホルモンやインスリンなどの調節も受けているため、腎臓やホルモンの異常などで濃度が変化する。

知っておきたいこと

偽性高P血症 高ビリルビン血症、高γ(ガンマ)グロブリン血症などで起こることがある。

薬剤 ビスホスホネート製剤の投与で高値を示すことがある。Al・Mg含有製剤の投与で低値を示すことがある。

食事 Pは、食物中のタンパク質に多く含まれる。検査では要注意。

用語解説 ▶ **くる病**：小児における骨の石灰化障害のことをいう。成人は骨軟化症という。

血液生化学検査

magnesium
マグネシウム〈Mg〉

低Mg血症、高Mg症の診断に不可欠

検査方法 | 比色法、原子吸光法などがある

異常値を示すおもな疾患や原因

高 ★ 急性・慢性腎不全、甲状腺機能低下症、アジソン病、糖尿病性ケトアシドーシスなど

基準値 **1.7～2.6 mEq/L**

低 ★ 低栄養、糖尿病、吸収不良症候群、重症下痢症、原発性甲状腺機能亢進症など

 この検査について

▶ マグネシウム（Mg）は、成人の生体内に約20～28g 存在する。そのうち60～70%が骨組織に、30%が筋肉、肝臓などに分布している。細胞外液中への分布は1%以下である。

 知っておきたいこと

高Mg血症 無症状が多いが、高濃度になると悪心・嘔吐、徐脈、傾眠などがあらわれ、死に至ることもある。薬剤では、Mg含有製剤、下剤などで高値を示すことがある。

低Mg血症 頻脈、不整脈、振戦、筋力低下などの症状が出る。ほかに、虚血性心疾患などの心血管障害を誘発することもあるので要注意。

薬剤 プロトンポンプ阻害薬の内服で低値を示すことがある。

単位の読み方 ▶ mEq/L：ミリエクィーバレントパーリットル

血液生化学検査

zinc
亜鉛〈Zn〉
代表的な必須微量金属。特に亜鉛欠乏の診断に不可欠

検査方法 | 原子吸光法、比色法などがある

異常値を示すおもな疾患や原因

高 ★ 溶血性貧血、甲状腺機能亢進症など

基準値 **60～120 μg/dL**

低
★ **欠乏症**：味覚障害、食欲不振、口内炎、舌炎、皮疹、下痢、腹痛、嘔吐、免疫力の低下、鬱などの精神症状など
★ **吸収障害**：腸性肢端皮膚炎、吸収不良症候群など

 この検査について

▶ 亜鉛（Zn）は、代表的な必須微量金属。臨床上で問題となるのは、低値の場合が多い。その原因は、Znの摂取不足と吸収障害である。

▶ Zn欠乏があると味覚障害を起こすことが知られている。

 知っておきたいこと

薬剤 ループ利尿薬、サイアザイド系薬剤などの投与で高値を、経口避妊薬、糖質コルチコイドなどの投与で低値を示すことがある。

経腸栄養 経腸栄養におけるZn非添加の高カロリー輸液でZn欠乏が起こることがある。

透析患者 摂取不足・吸収不良によりZn欠乏が起こりやすい。

188　単位の読み方 ▶ μg/dL：マイクログラムパーデシリットル

血液生化学検査

anion gap
アニオンギャップ〈AG〉
代謝性アシドーシスの原因を調べる指標となる

検査方法｜計算式（AG ＝ Na$^+$ － Cl$^-$ － HCO$_3^-$）で算出する

異常値を示すおもな疾患や原因

- ★ **12 ± 2 mEq/L 以上**：AG 上昇型代謝性アシドーシス、代謝性アルカローシスなど
- ★ **AG の増加**：糖尿病性ケトアシドーシス、アルコール性ケトアシドーシス、乳酸アシドーシス、腎不全、敗血症、薬物中毒など
- ★ **AG が正常**：尿細管性アシドーシス、下痢など

基準値 **12±2 mEq/L**

- ★ **10mEq/L 以下**：低アルブミン血症、リチウム中毒、高γグロブリン血症など

 ## この検査について

▶ 血液中の測定可能な陽イオンから、測定可能な陰イオンを引いたものをアニオンギャップ（AG）という。

▶ AG 値が高くなる（陽イオンが多く存在する）のか、反対に低くなる（陰イオンが多く存在する）のかを知ることで、代謝性アシドーシスの原因を鑑別するための指標として用いる。

▶ AG の増加は、血中に不揮発性酸（固定酸）が増加した代謝性アシドーシスの際に認められ、AG が正常の代謝性アシドーシスは、重炭酸塩基（HCO$_3^-$）が体外に異常に失われた場合にみられる。

用語解説 ▶ **リチウム中毒**：傷やリチウム含有薬剤（炭酸リチウムなど）の過量投与で起こる中毒。

血液生化学検査

arterial pH
動脈血pH
血液ガスの酸塩基平衡を評価する

検査方法｜動脈血ガス分析（pHガラス電極法）を行う

異常値を示すおもな疾患や原因

高 ↑

★ **アルカリ血症（アルカレミア）**

代謝性アルカローシス：嘔吐、低カリウム血症、重症脱水、原発性アルドステロン症など

呼吸性アルカローシス：過換気症候群、低酸素症、アスピリン中毒など

基準値 **pH：7.35～7.45**

低 ↓

★ **酸血症（アシデミア）**

代謝性アシドーシス：糖尿病性ケトアシドーシス、アルコール性ケトアシドーシス、乳酸アシドーシス、低アルドステロン症など

呼吸性アシドーシス：COPD（慢性閉塞性肺疾患）、気管支喘息重積発作、呼吸中枢抑制など

この検査について

▶ 肺の呼吸機能を調べる際に、動脈血ガス分析を行う。

▶ 動脈血測定の温度は37℃と決められており、体温が上昇すればpHは低下する。

知っておきたいこと

pH高値 動脈血CO_2分圧（▶p191）、重炭酸イオン濃度（▶p193）の測定値とあわせて診断する。

用語解説 ▶**動脈血ガス分析**：、動脈血の酸性度（pH）を判定するために、動脈血中の酸素と二酸化炭素レベルを測定する検査。

血液生化学検査

arterial carbon dioxide tension

動脈血CO₂分圧〈PaCO₂〉

血液ガス交換・換気の異常のほか、酸塩基平衡の異常もわかる

検査方法｜動脈血ガス分析（CO₂ガラス電極法）を行う

異常値を示すおもな疾患や原因

高
- ★ pH < 7.4：呼吸性アシドーシス（COPD、気管支喘息重積発作、呼吸中枢疾患、神経筋疾患など）
- ★ pH > 7.4：代謝性アルカローシスの呼吸性代償

基準値 35～45 mmHg
＊pHとの組み合わせで疾患、原因を考える

低
- ★ pH > 7.4：代謝性アシドーシスの呼吸性代償
- ★ pH < 7.4：呼吸性アルカローシス（過換気症候群など）

この検査について

▶ PaCO₂は、動脈血中の二酸化炭素の量を示している。肺の換気状態の把握、酸塩基平衡状態の把握に用いる。

▶ PaCO₂が高値を示す場合は、肺胞での換気が低下している状態にある。低値を示す場合は、過換気状態にある。

▶ 酸性とアルカリ性のバランスを酸塩基平衡といい、PaCO₂は、呼吸による酸塩基平衡の調節の指標である。

知っておきたいこと

呼吸不全の分類 呼吸不全（動脈血酸素分圧：PaO₂≦60mmHg）で、PaCO₂が45 mmHg以下をⅠ型呼吸不全（正常）、45 mmHgを超えるものをⅡ型呼吸不全（換気不全）とする。

単位の読み方 ▶mmHg：ミリエイチジー

血液生化学検査

arterial oxygen tension
動脈血O₂分圧〈PaO₂〉
肺における酸素化能力を評価する

検査方法 | 動脈血ガス分析（O₂ガラス電極法）を行う

異常値を示すおもな疾患や原因

高 ↑

★ **高酸素血症**
* 呼吸器疾患末期で、酸素吸入などを行った場合に起こることがある。PaO₂ は 50〜60 mmHg に保つようにする。

基準値 **80〜100 mmHg**

低 ↓

★ **亜低酸素血症** ❶〜❹の4つの病態によって起こる。

❶ **肺胞低換気**：呼吸状態の低下による換気不全。高炭酸ガス血症を伴い、動脈血 CO₂ 分圧（▶p191）は増加する。**慢性閉塞性肺疾患（COPD）、気管支喘息**など

❷ **拡散障害**：肺胞と毛細血管間の隔壁に異常が起こり、ガス交換が障害される。**肺水腫、間質性肺炎、肺炎、急性呼吸不全（ARDS）**など

❸ **換気血流不均等**：肺胞において、換気量と血流量とのバランスがくずれた状態。PaCO₂ は正常または低下する。**肺炎、肺血栓塞栓症、無気肺、気管支喘息**など

❹ **シャント**：肺胞において、換気はなく、血流量は保たれている。PaCO₂ は正常または低下する。

この検査について

▶ 動脈血 O₂ 分圧（PaO₂）は、動脈血中の酸素が含まれる割合。

知っておきたいこと

呼吸不全 PaO₂ ≦ 60mmHg の場合を呼吸不全とする。
酸素吸入 PaO₂ は 50〜60mmHg に保つようにする。

用語解説 ▶ シャント：動脈と静脈が毛細血管を介さず直接つながっている状態。

血液生化学検査

bicarbonate concentration
重炭酸イオン濃度〈HCO₃⁻濃度〉
血液ガスの酸塩基平衡の診断に欠かせない

検査方法 動脈血ガス分析での動脈血 pH と PaO₂ からの計算

異常値を示すおもな疾患や原因

高 ★ 代謝性アルカローシス、呼吸性アシドーシスの代償

代謝性アルカローシス：炭酸水素ナトリウムの投与、大量輸血、高度の脱水などで起こる。

基準値 **22〜26 mEq/L**

低 ★ 代謝性アシドーシス、呼吸性アルカローシスの代償

代謝性アシドーシス：乳酸アシドーシス、ケトアシドーシス、腎不全、高カロリー輸液やアミノ酸投与などで起こる。

この検査について

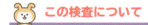

▶ 酸塩基平衡は、肺における二酸化炭素（CO₂）分圧の調節と、腎臓における重炭酸イオン（HCO₃⁻）と水素イオン（H⁺）の調節で維持されている。

▶ HCO₃⁻ は、血液 pH と PaCO₂ から算出される。

[Henderson-Hasselbalchの式] ＊HCO₃⁻：代謝因子、 PaCO₂：呼吸性因子

$$pH = 6.1 + \log([HCO_3^-] / 0.03 \times PaCO_2)$$

知っておきたいこと

薬剤 HCO₃⁻ の過剰投与、利尿薬の投与などで代謝性アルカローシスを引き起こす。メタノール、エチレングリコールなどの薬剤で代謝性アシドーシスを引き起こす。

単位の読み方 ▶ mEq/L：ミリエクィーバレントパーリットル

血液生化学検査
base excess

BE（ベース・エクセス）
代謝性の異常において、血中の酸塩基の状態を示す

検査方法｜動脈血ガスの測定から計算

基準値 **-2〜+2（mmol/L、mEq/L）**

異常値を示すおもな疾患や原因

高 ★ 代謝性アルカローシス、呼吸性アシドーシスの代償
代謝性アルカローシス：pH ＞ 7.4 ＋ 2（塩基の過剰）

低 ★ 代謝性アシドーシス、呼吸性アルカローシスの代償
代謝性アシドーシス：pH ＜ 7.4 － 2（塩基の不足）

血液生化学検査
arterial oxygen saturation/percutaneous arterial oxygen saturation by pulse oximetry

動脈血酸素飽和度〈SaO₂〉／経皮的動脈血酸素飽和度〈SpO₂〉
動脈血の酸素化の程度を非侵襲的に調べる

検査方法｜SaO₂：採血した血液をガス分析した動脈血酸素飽和度
SpO₂：パルスオキシメーターで測定した動脈血酸素飽和度

基準値 **96％以上**

異常値を示すおもな疾患や原因

低 ★ 95％以下：低酸素血症の疑い
★ 90％未満：呼吸不全の疑い
＊ SaO₂ と SpO₂ は、ほぼ同じと捉えられる。

194　単位の読み方▶mmol/L：ミリモルパーリットル、
　　　　　　　　mEq/L：ミリエクィーバレントパーリットル

血液生化学検査

vitamin B12(cobalamin)
ビタミンB12(コバラミン)
ビタミン B12 の不足や過剰を調べる

検査方法 | CLIA、CL・CPBA などがある

異常値を示すおもな疾患や原因

高 ★ 慢性骨髄性白血病、急性骨髄性白血病、真性多血症、骨髄線維症、慢性腎疾患、鬱血性心疾患、糖尿病、白血球増加症、急性肝炎、肝細胞がんなど

基準値 血清：**233〜914** pg/mL

低 ★ 巨赤芽球性貧血（悪性貧血）、胃切除後、萎縮性胃炎、吸収不良症候群、クローン病（限局性回腸炎）、セリアック病、慢性膵炎、肺結核など

この検査について

▶ ビタミンB12は、葉酸と協働して赤血球を産生する栄養素であり、神経細胞の遺伝子の維持にも作用している。

▶ ビタミンB12や葉酸が欠乏すると、血液の生成不良になり、貧血を起こす。

▶ 高値になる原因は、ビタミンB12を含む健康食品などの経口投与によるものも多い。

知っておきたいこと

▶ ビタミンB12の欠乏は、胃壁細胞から分泌される内因子の産出不足による吸収低下が考えられる。胃切除後の巨赤芽球性貧血（悪性貧血）が代表的。

用語解説 ▶ **CL・CPBA**：化学発光を用いる競合的結合測定法。

195

血液生化学検査

folic acid

葉酸〈FA〉

葉酸欠乏が疑われる場合に行われる

検査方法 | CLIA、CL・CPBA、ビオチン・アビジン結合などがある

異常値を示すおもな疾患や原因

高 ★ 葉酸製剤の投与など

基準値
血清　：**3.3〜12.9** ng/mL
赤血球：**140〜628** ng/mL

低 ★ 巨赤芽球性貧血（悪性貧血）、慢性アルコール中毒、高ホモシステイン尿症、低栄養状態、妊娠、壊血病、慢性肝疾患、ビタミンB12欠乏症、葉酸欠乏症、セリアック病、先天性葉酸吸収不全症、葉酸代謝拮抗薬（メトトレキサートなど）投与など

この検査について

▶ ビタミンB12とともに、赤血球を生成するのが、葉酸のおもな働き。葉酸が低値の場合は、ビタミンB12の測定が必須。そのほか、タンパク質や核酸の合成に必要な補酵素として働く。
▶ 葉酸は測定器により、数値が変動するので注意が必要。
▶ 緑黄色野菜や米などにも多く含まれる。
▶ 女性の場合、妊娠中、授乳中は葉酸の必要量が増える。

知っておきたいこと

▶ 葉酸欠乏症とビタミンB12欠乏症は所見が似ているため、原因鑑別には両者の測定が必要になる。

単位の読み方 ▶ ng/ml：ナノグラムパーミリリットル
用語解説 ▶ ホモシステイン：メチオニン代謝の中間代謝物。

血液生化学検査

indocyanine green test

ICG試験〈インドシアニングリーンテスト〉

ICGを用いて肝機能の状態を調べる

検査方法 | 比色法で調べる

異常値を示すおもな疾患や原因

- ★ 30%以上：肝硬変
- ★ 10～30%：慢性肝炎、肝硬変、急性肝炎、脂肪肝、肝臓がん、胆汁鬱滞、鬱血性心不全、体質性黄疸など
- ★その他：心不全による肝血流量の低下

基準値 15分値：**10**%以下（ICG R₁₅）

この検査について

▶ 体重1kgあたり0.5mgほどのインドシアニングリーン（ICG）という暗緑色の色素を、前腕から静注する。15分後に反対側の肘静脈から採血して、血液残留量を調べる。

▶ ビリルビンとICGの処理が競合するため、黄疸症状が出ている患者は検査対象にならない。

知っておきたいこと

高値 異常高値（50%以上）は、ローター症候群、体質性ICG排泄異常症が考えられる。高値ならば、症状がみられなくても、肝機能障害が疑われる。

薬剤 ヨード剤などに過敏な患者の場合、アレルギーショックを起こすことがあるので、検査前に確認しておく。

関連項目 ▶ AST/ALT（p66）、γ-GT（p74）、ビリルビン（p78）、ロイシンアミノペプチダーゼ（p162）など

内分泌検査
growth hormone

成長ホルモン〈GH〉

GHの分泌異常を診断する

検査方法 | RIA固相法で調べる

異常値を示すおもな疾患や原因

★ 先端巨大症、ラロン症候群、下垂体性巨人症、異所性GH産生腫瘍、GH不応症、慢性腎不全、尿毒症など

★ その他：神経性食思不振症、低栄養、肝障害、慢性腎不全など

基準値
男性 **2.47** ng/mL以下 ＊負荷前安静時
女性 **0.13～9.88** ng/mL ＊負荷前安静時

★ GH分泌不全性低身長症、成人GH分泌不全症、GH単独欠損症、下垂体性低身長症、甲状腺機能低下症など

この検査について

▶ 成長ホルモン（GH）は、下垂体前葉から分泌されるホルモン。視床下部ホルモンのGH放出ホルモン（GHRH）により分泌が促進され、ソマトスタチンにより抑制されている。

▶ 身体の成長を促進する作用があり、代謝を調節している。

▶ GHは、肝臓に働きIGF-1と呼ばれる成長因子に影響を与えるので、IGF-1値も同時に測定する。

知っておきたいこと

▶ GH分泌低下が疑われる場合は、分泌刺激試験（インスリン負荷試験）や分泌抑制試験（アルギニン負荷試験）も行う。

用語解説 ▶ IGF-1：インスリンに似た構造をもつ成長因子。成長ホルモンによって肝臓やほかの組織（骨格筋など）で産生される。

内分泌検査

thyroid stimulating hormone

甲状腺刺激ホルモン〈TSH〉(サイロトロピン)

こうじょうせん し げき　　　　　　　　　　　　　　　　ティーエスエイチ

甲状腺機能異常を診断する

検査方法 ｜ ECLIA、IRMA、EIA、CLEIA、CLIA、RIA などがある

異常値を示すおもな疾患や原因

★ **原発性甲状腺機能低下症**(慢性甲状腺炎〈橋本病〉、甲状腺全摘後など)、**クレチン病**、**TSH不適合分泌症候群(SITSH)**、**視床下部‐下垂体疾患**(下垂体性TSH産生腫瘍、下垂体機能不全)など

か すいたいせいティーエスエイチさんせいしゅよう

基準値 **0.4~4.0 μU/mL**

☆ **甲状腺中毒症**、**中枢性甲状腺機能低下症**、**甲状腺機能亢進症**(バセドウ病、プランマー病)、**亜急性甲状腺炎**、**無痛性甲状腺炎の急性期**など

この検査について

▶ 甲状腺刺激ホルモン(TSH)は、下垂体前葉から分泌されるホルモン。

日内変動 TSHは、日内変動があり、夜間が高値。

知っておきたいこと

甲状腺ホルモン	低	甲状腺機能の低下
甲状腺刺激ホルモン	高	
甲状腺ホルモン	高	甲状腺機能の亢進
甲状腺刺激ホルモン	低	
甲状腺ホルモン	低	脳下垂体前葉機能低下の疑い
甲状腺刺激ホルモン	低	

用語解説 ▶ ECLIA：電気化学発光免疫測定法　**IRMA**：免疫放射分析法　**EIA**：酵素免疫測定法　**CLEIA**：化学発光酵素免疫測定　**CLIA**：化学発光免疫測定

内分泌検査
luteinizing hormone

黄体形成ホルモン〈LH〉
不妊症などの性腺機能異常を診断する

検査方法｜RIA、EIA、FIA、CLIA、IRMA などがある

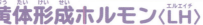

異常値を示すおもな疾患や原因

高 ★ 原発性腺機能低下症（ターナー症候群、クラインフェルター症候群など）、多嚢胞性卵巣症候群（高 LH 値・正常 FSH 値）、中枢性思春期早発症、ゴナドトロピン産生腫瘍、卵巣性無月経、閉経後など

基準値
男性 1.6～9.5　 mIU/mL
女性 1.5～12.7 mIU/mL ＊卵胞期
　　 2.6～66.3 mIU/mL ＊排卵期
　　 0.7～17　 mIU/mL ＊黄体期
　　 7.5～56.2 mIU/mL ＊閉経期

低 ★ 視床下部性性腺機能低下症、カルマン症候群、下垂体性性腺機能低下症、下垂体機能低下症、先天性ゴナドトロピン欠損症、黄体機能不全、無排卵周期症など

この検査について

▶ 黄体形成ホルモン（LH）は、卵胞刺激ホルモン（FSH）とともに下垂体前葉から分泌される性腺刺激ホルモン（ゴナドトロピン）で、卵巣（女性）ではエストロゲン、精巣（男性）ではテストステロンの分泌を促す。

単位の読み方 ▶mIU/mL：ミリアイユーパーミリリットル

内分泌検査

follicle stimulating hormone

卵胞刺激ホルモン〈FSH〉

性腺機能不全や月経異常、不妊症などを診断する

検査方法 | CLIA、RIA、EIA、FIA などがある

異常値を示すおもな疾患や原因

★ 原発性性腺機能低下症（ターナー症候群、クラインフェルター症候群など）、卵巣性無月経、精巣（睾丸）女性化症候群、FSH 産生下垂体腺腫、中枢性思春期早発症、閉経後、多嚢胞性卵巣症候群（高 LH 値・正常 FSH 値）など

基準値

男性 **2.0〜8.30** mIU/mL	
女性 **3.01〜14.72** mIU/mL	＊卵胞期
3.21〜16.60 mIU/mL	＊排卵期
1.0〜8.4 mIU/mL	＊黄体期
157.79 mIU/mL 以下	＊閉経期

★ 下垂体性性腺機能低下症、視床下部性性腺機能低下症、無排卵周期症、シーハン症候群、カルマン症候群など

この検査について

▶ 卵胞刺激ホルモン（FSH）は、黄体形成ホルモン（LH）と同様に下垂体前葉から分泌される性腺刺激ホルモンの1つ。女性では卵胞の発育、男性では精子形成に深くかかわる。

知っておきたいこと

▶ FSH／LHの分泌のバランスが崩れると、多嚢胞性卵巣症候群や性染色体異常などによる過剰産生がみられる。

用語解説 ▶ **ターナー症候群**：女性の性染色体のX染色体が1つしかない症候群。
クラインフェルター症候群：男性の性染色体異常に起因する症候群。

3 ルーチン検査に追加する検査

内分泌検査

黄体形成ホルモン ● 卵胞刺激ホルモン

内分泌検査

prolactin

プロラクチン〈PRL〉

脳下垂体の異常、不妊症で用いられる検査

検査方法 | RIA、EIA、FIA、CLIA などがある

異常値を示すおもな疾患や原因

★ **高**：下垂体腺腫（プロラクチノーマ）、排卵障害（無月経、無排卵）、先端巨大症、乳汁漏出症、キアリ・フロンメル症候群、プロラクチン産生腫瘍、甲状腺機能低下症、視床下部器質的障害、下垂体腫瘍、腎不全、間脳障害、胸壁疾患など

基準値
- 男性 1.5～10 ng/mL
- 女性 1.5～15 ng/mL

★ **低**：プロラクチン分泌低下症、下垂体機能低下症、シーハン症候群、甲状腺機能亢進症など

この検査について

▶ プロラクチン（PRL）は、下垂体前葉から分泌されるホルモンで、出産後に乳腺を刺激して乳汁分泌を促進する。

▶ 月経周期による数値の変動がある。また、妊娠中はエストロゲンとプロゲステロンの作用でPRLの分泌は抑制される。分娩後、胎盤排出により抑制がなくなり分泌が増え、授乳期が終わると元に戻る。

知っておきたいこと

高値 PRL 値は妊娠、産褥期以外で高値の場合は、無月経、不妊症などが疑われる。

関連項目 ▶ 甲状腺刺激ホルモン（p199）、黄体形成ホルモン（p200）、卵胞刺激ホルモン（p201）、副腎皮質刺激ホルモン（p203）など

内分泌検査

adrenocorticotropic hormone
副腎皮質刺激ホルモン〈ACTH〉

副腎皮質機能異常を診断する

検査方法 | RIA、EIA、FIA、ECLIA などがある

異常値を示すおもな疾患や原因

基準値 7.2～63.3 pg/mL

ACTH	コルチゾール	測定値から疑われる疾患
高	高	クッシング病、異所性 ACTH 症候群、異所性視床下部産生腫瘍、コルチゾール不応症、ストレス、鬱病、分娩、神経性食欲不振症など
高	低	原発性副腎皮質不全症、アジソン病、先天性副腎皮質過形成、ネルソン症候群、ACTH 不応症など
低	高	クッシング症候群（副腎腫瘍）、原発性副腎皮質結節性過形成など
低	低	下垂体機能低下症、副腎性 ACTH 単独欠損症、視床下部分泌不全症、シモンズ病、シーハン症候群など

この検査について

▶ 副腎皮質刺激ホルモン（ACTH）は下垂体前葉から分泌され、副腎皮質ホルモン（コルチゾールなど）の分泌を促進する。

知っておきたいこと

▶ 副腎の機能不全が、副腎由来か下垂体ホルモン由来かを鑑別するため、ACTH 検査が必要になる。通常 ACTH は、コルチゾールなどの副腎皮質ホルモン（ACH）との関連が重要。

関連項目 ▶ コルチゾール (p216)、アルドステロン (p218)
単位の読み方 ▶ pg/mL：ピコグラムパーミリリットル

内分泌検査

antidiuretic hormone

抗利尿ホルモン〈ADH〉（バソプレシン）

尿崩症やSIADHなどを診断する

検査方法 | RIA（2抗体法）、EIAなどがある

異常値を示すおもな疾患や原因

高 ↑
- ★ 抗利尿ホルモン（ADH）不適合分泌症候群（SIADH）、腎性尿崩症、異所性ADH産生腫瘍、ネフローゼ症候群、アジソン病、肝硬変、腎不全、下垂体後葉機能低下症など
- ★ その他：脱水症状、血圧低下、低血圧、出血、妊娠後期など

基準値 0.3〜4.2 pg/mL

低 ↓
- ★ 下垂体（中枢性）尿崩症、心因性多飲症、心因性多尿など
- ★ その他：水分過剰摂取など

🐶 この検査について

▶ 抗利尿ホルモン（ADH）は、視床下部で合成され、下垂体後葉から分泌されるホルモンの一種で、尿濃縮作用をもつ。

▶ ADHは腎臓に作用して尿細管での水分の再吸収を促進し、循環血液量や血漿浸透圧を維持している。

🐻 知っておきたいこと

▶ 異常値は、体内の水分バランスが崩れていることを示す。
→ナトリウム代謝異常（高ナトリウム血症、低ナトリウム血症など）、水代謝異常（脱水、浮腫、多尿、多飲など）。

▶ 診断のためにナトリウムや血漿浸透圧を同時に測定する。

関連項目 ▶ナトリウム(p92)、アルドステロン(p218)
用語解説 ▶**アジソン病**：慢性副腎皮質不全の代表的疾患。

内分泌検査

oxytocin

オキシトシン〈OT〉

異常妊娠が疑われる場合に用いられる検査

検査方法 │ RIA（2抗体法）、ELISAなどがある

異常値を示すおもな疾患や原因

★ 異常妊娠（切迫流産・胞状奇胎など）、抗利尿ホルモン（ADH）不適合分泌症候群（SIADH）、異所性オキシトシン（OT）産生腫瘍など

基準値
- 女性 5 μU/mL以下　＊非妊娠時
- 3～200 μU/mL　＊妊娠時
- 男性 5 μU/mL以下

★ 視床下部障害、下垂体後葉障害など

この検査について

▶ オキシトシン（OT）は抗利尿ホルモン（ADH）同様、視床下部で合成され、下垂体後葉から分泌されるホルモン。
▶ OTは、分娩後の子宮収縮や射乳に作用する。
▶ OTが子宮収縮ホルモンとしての働きをすることから、おもに妊婦対象の経過観察として検査をすることが多い。

知っておきたいこと

▶ OTの分泌低下は、子宮収縮低下を招くので、分娩障害を予測することができる。

関連項目 ▶抗利尿ホルモン（p204）
単位の読み方 ▶μU/mL：マイクロユーパーミリリットル

内分泌検査

triiodothyronine / thyroxine / free triiodothyronine / free thyroxine

甲状腺ホルモン

トリヨードサイロニン〈T₃〉/サイロキシン〈T₄〉/遊離トリヨードサイロニン〈FT₃〉/遊離サイロキシン〈FT₄〉

甲状腺機能異常（亢進症・低下症）を診断する

検査方法｜ECLIA、RIA、EIA、CLEIA などがある

異常値を示すおもな疾患や原因

基準値

T₃ ：80〜180 ng/dL
T₄ ：5〜12 μg/dL
FT₃：2.0〜4.0 pg/mL
FT₄：0.9〜1.8 ng/dL

FT3 FT4	TSH （甲状腺刺激 ホルモン）	測定値から疑われる疾患
高	低	原発性甲状腺機能亢進症（バセドウ病、プランマー病など）、破壊性甲状腺炎（亜急性甲状腺炎、無痛性甲状腺炎、急性化膿性甲状腺炎など）、絨毛上皮腫、胞状奇胎など
高	正常 〜低	原甲状腺刺激ホルモン（TSH）産生腫瘍など ［その他の原因］先天性サイロキシン結合グロブリン（TBG）増加症など
低	高	原発性甲状腺機能低下症（慢性甲状腺炎〈橋本病〉、特発性粘液腺腫、）、ヨード欠乏症など
低	正常 〜低	下垂体性甲状腺機能低下症など ［その他の原因］先天性TBG欠損症など

単位の読み方 ▶ng/dL：ナノグラムパーデシリットル、μU/dL：マイクロユーパーデシリットル、pg/mL：ピコグラムパーミリリットル

この検査について

- 甲状腺ホルモンは、ヨードを原料として甲状腺の中でつくられるホルモンで、トリヨードサイロニン（T3）とサイロキシン（T4）の2種類ある。
- T3・T4ともに大部分が結合タンパク（TBGなど）と結合し、そこから遊離したものが、遊離トリヨードサイロニン（FT3）と遊離サイロキシン（FT4）である。
- 甲状腺ホルモンとしての役割を果たしているのは、FT3（T3の0.3％を占める）とFT4（T4の0.03％を占める）。したがって、遊離型甲状腺ホルモン（FT3・FT4）の数値を測定することが甲状腺機能の検査には重要である（甲状腺の判定にはFT4、FT3が主流となっている）。

知っておきたいこと

- 甲状腺ホルモンの生合成は、視床下部から分泌される甲状腺刺激ホルモン放出ホルモン（TRH）と、下垂体から分泌される甲状腺刺激ホルモン（TSH）によってコントロールされている。
- 甲状腺機能異常を疑うときには、TSHも同時に測定することで、病態が確実に把握できる。
- バセドウ病では、FT4あるいはFT3が高値となる。
- 無痛性甲状腺炎ではFT3/FT4比は低い。
- 妊娠時では、T3・T4は上昇するが、FT3・FT4は大きく変動しない。

関連項目 ▶甲状腺刺激ホルモン（p199）
用語解説 ▶バセドウ病：症状は甲状腺腫、眼球突出、動悸（どうき）など。

内分泌検査

thyroglobulin
サイログロブリン〈Tg〉

甲状腺腫瘍などの甲状腺機能異常の診断に用いる

検査方法 | ECLIA、RIA（固相法）などがある

異常値を示すおもな疾患や原因

高

★ 甲状腺がん、バセドウ病、無痛性甲状腺炎、亜急性甲状腺炎、甲状腺良性腺腫、慢性甲状腺炎（橋本病）、腺腫様甲状腺腫、甲状腺刺激ホルモン（TSH）産生下垂体腺腫、甲状腺ホルモン不応症、慢性甲状腺炎に伴う甲状腺機能低下症など

★ その他：甲状腺切除手術直後、新生児、妊婦など

基準値 **5～30 ng/mL**

低

☆ 甲状腺中毒症、甲状腺全摘出術後、先天性甲状腺形成不全症、先天性サイログロブリン合成障害など

★ その他：甲状腺ホルモンの過剰内服など

この検査について

▶ サイログロブリン（Tg）は、甲状腺濾胞細胞で産生されるタンパクで、特異的な抗原の1つ。

知っておきたいこと

高値 腫瘍の良性・悪性にかかわらずTgは高値を示すので、腫瘍マーカーとして有効。

▶ 甲状腺がん全摘出後に、経過観察でTgが再上昇した場合は、がんの再発、転移の疑いがある。

関連項目 ▶甲状腺ホルモン(p206)、抗サイログロブリン抗体(p209) など

内分泌検査

anti-thyroglobulin antibody
抗サイログロブリン抗体〈TgAb〉

自己免疫性甲状腺疾患の診断・経過観察に用いる

検査方法 | PA（サイロイドテスト）、RIA / EIA（高感度測定法）、ECLIA

異常値を示すおもな疾患や原因

★ 慢性甲状腺炎（橋本病）、萎縮性甲状腺炎（粘液水腫）、バセドウ病、無痛性甲状腺炎、特発性甲状腺機能低下症、甲状腺原発性悪性リンパ腫、膠原病、腫瘍様甲状腺腫、糖尿病、その他の自己免疫性疾患（全身性エリテマトーデス、シェーグレン症候群など）など

高

基準値 ▶ 陰性　100倍未満（PA）
0.3 U/mL以下（RIA/EIA）

この検査について

▶ サイログロブリン（Tg）は甲状腺濾胞細胞で産生されるタンパク。抗サイログロブリン抗体(TgAb)は、Tgに対する自己抗体である。

▶ 自己免疫性甲状腺疾患の診断に有用である。

知っておきたいこと

高値 慢性甲状腺炎（橋本病）、バセドウ病で高値を示す。

▶ 抗甲状腺ペルオキシダーゼ抗体（▶p210）も同時に測定すると、病態を総合的に診断できる。

▶ 甲状腺機能低下症があり、TgAbが陽性の場合は、TgAbが原因抗原と考えられる。

用語解説 ▶**自己抗体**：免疫異常により、自分の細胞成分に対して反応してできた抗体のこと。

内分泌検査

anti-thyroid peroxidase antibody

抗甲状腺ペルオキシダーゼ抗体〈TPOAb〉

自己免疫性甲状腺疾患の診断・経過観察に用いる

検査方法 | PA（ミクロソームテスト）、RIA / EIA（高感度測定法）、ECLIA

異常値を示すおもな疾患や原因

★ **慢性甲状腺炎（橋本病）、萎縮性甲状腺炎（粘液水腫）、バセドウ病、無痛性甲状腺炎、膠原病、腫瘍様甲状腺腫、特発性甲状腺機能低下症、甲状腺原発性悪性リンパ腫、その他の自己免疫性疾患（SLE、シェーグレン症候群など）など**

高

基準値　**陰性**　100倍未満（PA）
　　　　　0.3 U/mL以下（RIA/EIA）

この検査について

▶ 甲状腺ペルオキシダーゼ（TPO）は、マイクロゾーム分画中にあり、甲状腺ホルモン合成にかかわる酵素。TPOに対する自己抗体が、抗甲状腺ペルオキシダーゼ抗体（TPOAb）。

知っておきたいこと

▶ 抗サイログロブリン抗体（▶p209）も同時に測定すると、病態を総合的に診断できる。
▶ バセドウ病では、TPOAbは陽性、TgAbは陰性の例が多い。
▶ 慢性甲状腺炎（橋本病）では、TPOAbとTgAbともに陽性のことが多い。また、いずれかが陽性で、びまん性甲状腺腫を認める場合は、慢性甲状腺炎（橋本病）と診断される。

用語解説 ▶ **びまん性**：一面に広がっている状態を意味する。

内分泌検査

TSH-receptor antibody

甲状腺刺激ホルモンレセプター抗体〈TRAb〉

甲状腺機能亢進時のバセドウ病の診断に重要な検査

検査方法 | RRA、ECLIA、ELISA、CLIAなどがある

異常値を示すおもな疾患や原因

★ バセドウ病、慢性甲状腺炎（橋本病）のうち甲状腺刺激阻害抗体（TSBAb）を有する症例、ユーサイロイド・グレーブス病（内分泌性眼球突出症）など

基準値
10～12 %以下
1.0 IU/L以下（定量法）

この検査について

▶ 甲状腺刺激ホルモンレセプター抗体（TRAb）は、甲状腺刺激ホルモン（TSH）レセプターに対する自己抗体。

▶ TRAbの結合により、TSHレセプターが刺激され、甲状腺の機能が亢進する。

知っておきたいこと

▶ TRAbは、バセドウ病に特異的に高率に検出される。また、治療効果の評価にも有用。重症度を知るために、同時に血中遊離トリヨードサイロニン（FT3）値と遊離サイロキシン（FT4）値（▶p206）を測定する。

▶ 抗甲状腺薬治療の中止時期の測定のために重要な検査。

▶ TRAbの測定が陰性の場合は、バセドウ病ではなく、亜急性甲状腺炎か、無痛性甲状腺炎の可能性が高くなる。

用語解説 ▶ **RRA**：測定を目的とする物質にレセプターを結合させ、その反応から目的の物質を定量する方法。

内分泌検査
thyroid stimulating antibody

甲状腺刺激抗体〈TSAb〉

バセドウ病、眼球突出症を診断する

検査方法｜バイオアッセイ RIA 法、バイオアッセイ EIA 法などがある

異常値を示すおもな疾患や原因

高 ★ バセドウ病、ユーサイロイド・グレーブス病（内分泌性眼球突出症）、橋本病など

基準値 **180 %以下**

この検査について

- 甲状腺刺激抗体（TSAb）は、甲状腺刺激ホルモンレセプター抗体（TRAb）と結合して甲状腺を刺激する自己抗体である。
- TRAbとTSAbは、いずれもTSHレセプターに対する抗体である。TRAbがラジオレセプターアッセイ（RRA）であるのに対し、TSAbは培養甲状腺細胞のcAMP産生量を測定して刺激活性を調べる方法。
- TSAbは、TRAbよりも感度・特異性ともにすぐれている。

知っておきたいこと

- 未治療のバセドウ病では、90％以上が陽性を示す。同時に血中遊離トリヨードサイロニン（FT3）値と遊離サイロキシン（FT4）値（▶p206）を測定し、重症度を知ることができる。
- 甲状腺機能は正常だが、眼球突出の異常がみられるユーサイロイド・グレーブス病（内分泌性眼球突出症）の場合も、TSAb値で高値を示す。

用語解説 ▶**cAMP**：サイクリックAMP。細胞の生理的応答を媒介する細胞内情報伝達物質の1つ。

内分泌検査

intact parathyroid hormone

副甲状腺ホルモンインタクト〈i-PTH〉

副甲状腺疾患が疑われる場合に行われる検査

| 検査方法 | ECLIAなどがある |

異常値を示すおもな疾患や原因

★ 副甲状腺機能亢進症、腎機能不全症、ビタミンD欠乏症、異所性副甲状腺ホルモン（PTH）産生腫瘍、骨軟化症、低カルシウム血症、吸収不全症候群、骨粗鬆症など

★ その他：副腎皮質ステロイド内服中など

基準値 **15～65 pg/mL**

☆ 副甲状腺機能低下症、ビタミンD中毒症、悪性腫瘍の骨転移、高カルシウム血症、甲状腺機能亢進症など

この検査について

▶ 副甲状腺ホルモン（PTH）は、甲状腺から分泌されるカルシトニン（CT）とともに、カルシウムおよびリン酸代謝に関与し、血液中、体液中に含まれるカルシウム濃度を調節している。

知っておきたいこと

▶ 血液中のカルシウム濃度に異常があった場合は副甲状腺の異常が疑われ、i-PTHを測定する。

▶ PTHは血液中のカルシウム濃度を上昇させる働きをしているので、i-PTHが低下しているときは、副甲状腺機能低下症が疑われる。

関連項目 ▶ カルシウム（p185）、高感度副甲状腺ホルモン（p214）、カルシトニン（p215）、オステオカルシン（p234）

内分泌検査

high sensitive-parathyroid hormone

高感度副甲状腺ホルモン〈PTH-HS〉

副甲状腺機能低下症を診断する

検査方法｜RIA（2抗体法）で調べる

基準値▶ **160～520** pg/mL

異常値を示すおもな疾患や原因

高
基準値

★副甲状腺機能亢進症、慢性腎不全、ビタミンD欠乏症、異所性副甲状腺ホルモン（PTH）産生腫瘍、骨軟化症など

★その他：副腎皮質ステロイド内服中など

低

★副甲状腺機能低下症、悪性腫瘍の骨転移、甲状腺機能亢進症、ビタミンD中毒症など

★その他：サルコイドーシス、パジェット病など

内分泌検査

parathyroid hormone-related protein-intact

副甲状腺ホルモン関連タンパクインタクト〈PTHrP-intact〉

高カルシウム血症を伴う悪性腫瘍を診断する

検査方法｜RIA固相法（IRMA）で調べる

基準値▶ **1.1** pmol/L以下

異常値を示すおもな疾患や原因

高
基準値

★高カルシウム血症（HHM）を伴う悪性腫瘍、成人T細胞白血病、悪性リンパ腫、多発性骨髄腫、褐色細胞腫など

★その他：授乳中婦人など

214　関連項目▶副甲状腺ホルモンインタクト（p213）

内分泌検査

calcitonin

カルシトニン〈CT〉
甲状腺髄様がんを診断する

検査方法 | RIA（2抗体法）で調べる

異常値を示すおもな疾患や原因

高 ★ 甲状腺髄様がん、慢性腎不全、悪性腫瘍、異所性カルシトニン（CT）産生腫瘍、カルチノイド症候群、骨髄腫、多発性内分泌腫瘍症候群、副甲状腺機能亢進症など

基準値 **25〜50 pg/mL** ＊年齢・性別により差がある

年齢	男性 pg/mL	女性 pg/mL
20〜29歳	34.4〜39.2	29.4〜68.6
30〜49歳	30.9〜120.1	17.1〜58.7
50〜69歳	16.6〜95.4	21.6〜54.0
70〜80歳	26.2〜49.0	17.0〜55.8

低 ★ 甲状腺全摘、低カルシウム血症など

この検査について

▶ カルシトニン（CT）は甲状腺傍濾胞細胞（C細胞）から分泌され、副甲状腺ホルモン（PTH）とともに血中カルシウム濃度を調節している。PTHがカルシウム濃度を上昇させるのに対し、CTは血中カルシウム濃度が高くなると分泌して骨からカルシウムが排出するのを抑制する。

知っておきたいこと

▶ カルシウム代謝や副甲状腺機能の異常がわかる。
高値 血中CTが高値の場合は、甲状腺髄様がんを疑う。

用語解説 ▶甲状腺髄様がん：C細胞から発生する悪性腫瘍。甲状腺がんの約1%を占める。

内分泌検査

cortisol

コルチゾール

副腎皮質機能異常を診断する

検査方法 | CLEIA、RIA、EIA、ECLIA などがある

異常値を示すおもな疾患や原因

★ **クッシング病、クッシング症候群（副腎腺腫、がん）、異所性副腎皮質刺激ホルモン（ACTH）産生腫瘍、神経性食思不振症など**

★ **その他：肥満、ストレス、トランスコルチン増加時（妊娠・エストロゲン投与中）、アルコール多飲など**

基準値　**4.0〜19.3 μg/dL**

★ アジソン病、先天性副腎皮質過形成、副腎皮質機能低下症、下垂体機能低下症、慢性腎不全、急性副腎不全、ACTH 単独欠損症、ACTH 不応症など

この検査について

▶ コルチゾールは、副腎皮質から分泌される糖質コルチコイド。副腎皮質刺激ホルモン（ACTH）に分泌が調節されている。

▶ コルチゾールは、糖新生などの代謝を促進し、ストレスへの対応、免疫抑制、抗炎症作用などによって、体内の恒常性を維持する働きがある。

知っておきたいこと

▶ 視床下部-下垂体-副腎系の機能異常を推定できる。

用語解説 ▶ **クッシング病**：下垂体ACTH産生腫瘍により、コルチゾールを過剰に分泌する疾患。

内分泌検査

dehydroepiandrosterone / dehydroepiandrosterone sulfate

副腎性男性ホルモン
デヒドロエピアンドロステロン〈DHEA〉/デヒドロエピアンドロステロンサルフェート〈DHEA-S〉

副腎皮質アンドロゲン（副腎性男性ホルモン）の分泌異常を診断する

検査方法 | RIA などがある

異常値を示すおもな疾患や原因

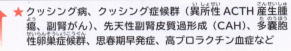

★ クッシング病、クッシング症候群（異所性 ACTH 産生腫瘍、副腎がん）、先天性副腎皮質過形成（CAH）、多嚢胞性卵巣症候群、思春期早発症、高プロラクチン血症など

基準値 1.2〜7.5 ng/mL（DHEA）
400〜1500 ng/mL（DHEA-S）
＊年齢・性別により差がある

★ アジソン病、下垂体機能低下症、先天性副腎皮質過形成、ターナー症候群、クラインフェルター症候群、思春期遅発症など

この検査について

▶ デヒドロエピアンドロステロン（DHEA）、デヒドロエピアンドロステロンサルフェート（DHEA-S）は、副腎皮質から分泌される男性ホルモンの一種。

▶ 下垂体からの副腎皮質刺激ホルモン（ACTH）により、その合成や分泌をコントロールされている。

知っておきたいこと

▶ 測定により、副腎皮質疾患の診断や鑑別ができる。

関連項目 ▶ 黄体形成ホルモン（p200）、卵胞刺激ホルモン（p201）、副腎皮質刺激ホルモン（p203）、コルチゾール（p216）

内分泌検査
renin/aldosterone

レニン/アルドステロン

高血圧症やアジソン病などの診断に用いられる検査

| 検査方法 | RIA 固相法（IRMA）、EIA、RIA（2 抗体法）などがある |

異常値を示すおもな疾患や原因

基準値

レニン
血漿：0.2～2.3 ng/mL/h（PRA）＊臥位
　　　0.2～4.1 ng/mL/h（PRA）＊立位
　　　3.2～36 pg/mL/h（PRC）＊随時
　　　2.5～21 pg/mL/h（PRC）＊臥位
　　　3.6～64 pg/mL/h（PRC）＊立位

アルドステロン
血漿：35.7～240 pg/mL（PAA）＊随時
　　　38.9～307 pg/mL（PAA）＊立位
　　　35.7～240 pg/mL（PAC）＊随時
　　　29.9～159 pg/mL（PAC）＊臥位
　　　38.9～307 pg/mL（PAC）＊立位
尿：　2～12 μg/日

レニン	アルドステロン	測定値から疑われる疾患
高	高	肝硬変、鬱血性心不全、ネフローゼ症候群、腎血管性高血圧症、特発性浮腫、バーター症候群、偽性低アルドステロン症、レニン産生腫瘍、ナトリウム喪失性腎臓炎など
高	低	アジソン病（原発性副腎機能不全症） ＊アジソン病により出現した低血圧、低ナトリウム血漿、高カリウム血漿を正常値に戻そうとして、レニンが過剰分泌される

用語解説 ▶ PRA：血漿レニン活性、PRC：血漿レニン濃度、PAA：血漿アルドステロン活性、PAC：血漿アルドステロン濃度

レニン	アルドステロン	測定値から疑われる疾患
低	高	原発性アルドステロン症（コーン症候群、副腎腫瘍）、特発性アルドステロン症（両側副腎皮質過形成）、ATCH依存性アルドステロン症など
低	低	デオキシコルチコステロン過剰症、デキサメサゾン依存症、本態性高血圧症の一部、甘草（リコリス）の過剰摂取など

 この検査について

▶ レニンは腎臓から分泌されるタンパク分解酵素で、アンジオテンシンというホルモンを介して、アルドステロンの産生・分泌を促進する。

▶ アルドステロンは腎皮質から分泌されるホルモンの一種。腎臓に作用して、ナトリウムの再吸収を促進し、カリウムを尿中に排泄する。

▶ アルドステロンは、副腎皮質刺激ホルモン（ACTH）とアンジオテンシンⅡ（AⅡ）により分泌が増加する。また、血液量を増やして血液を上昇させる働きがある。

▶ レニン-アンジオテンシン-アルドステロン系（R-A-A系）は、ナトリウム代謝を介して循環体液量を保持し、血圧上昇作用を通じて、血液循環を正常に維持している。

 知っておきたいこと

▶ レニン、アルドステロンの異常値は、血圧や血液循環量などが正常に維持されていないことを示す。

関連項目 ▶ ナトリウム（p92）、副腎皮質刺激ホルモン（p203）、アンジオテンシン変換酵素（p220）

内分泌検査

angiotensin converting enzyme

アンジオテンシン変換酵素〈ACE〉

サルコイドーシスの診断や病状把握のために用いる検査

検査方法 | 比色法の１つである笠原法で測定する

異常値を示すおもな疾患や原因

高

★ サルコイドーシス、甲状腺機能亢進症、肝硬変、急性肝炎、慢性肝炎、慢性腎不全、糖尿病、ゴーシェ病、ベリリウム症、変形性関節症（OA）、非定型抗酸菌症、リンパ脈管筋腫症など

基準値 **8.3～21.4 IU/L**

低

★ 甲状腺機能低下症、肺気腫、肺がん、肺炎、肺結核、慢性閉塞性肺疾患（COPD）、嚢胞性線維症、クローン病、慢性リンパ性白血病、多発性骨髄腫など

★ その他：ACE阻害薬服用など

この検査について

▶ アンジオテンシン変換酵素（ACE）は、アンジオテンシンⅠ（AⅠ）をアンジオテンシンⅡ（AⅡ）に変換する働きをする。

▶ AⅡは血管収縮作用とアルドステロン分泌作用をもち、強力な血圧上昇作用がある。

知っておきたいこと

高値 ACEはサルコイドーシス患者で高値を示す。

薬剤 高血圧の治療に使われる「ACE阻害薬」を服用している患者は、薬がACEの働きを抑制するため、低値を示す。

用語解説 ▶ **サルコイドーシス**：原因不明で全身（特に肺）のリンパ節、肺、眼、皮膚などに肉芽腫（にくがしゅ）が発生する疾患。

内分泌検査

catecholamine

カテコールアミン〈CA〉

褐色細胞腫、神経芽細胞腫の診断に用いる検査

検査方法 | HPLC などがある

異常値を示すおもな疾患や原因

高 ↑

★ 褐色細胞腫、脳血管障害、交感神経節芽腫、神経芽細胞腫、高血圧症、甲状腺機能低下症、副腎髄質過形成、鬱血性心不全、心筋梗塞、狭心症、肝炎、肝硬変、十二指腸潰瘍、糖尿病、 病、パーキンソン症候群など

★ その他：ストレス、麻酔など

基準値

	血中（pg/mL）	尿中（μg/日）
アドレナリン（A）	100 以下	3.4 ～ 26.9
ノルアドレナリン（NA）	100 ～ 450	48.6 ～ 168.4
ドーパミン（DA）	20 以下	365.0 ～ 961.5

低 ↓

★ 本態性起立性低血圧症、家族性自律神経失調症など

この検査について

▶ 副腎髄質から分泌されるホルモンは、ドーパミン（DA）、ノルアドレナリン（NA）、アドレナリン（A）の3種類あり、その総称がカテコールアミン（CA）である。

知っておきたいこと

▶ 異常値では、副腎髄質や神経系の障害が考えられる。

関連項目 ▶ホモバニリン酸（p222）、バニリルマンデル酸（p223）

内分泌検査

homovanillic acid

ホモバニリン酸〈HVA〉

ドーパやドーパミン産生腫瘍などを診断する

検査方法 | HPLC などがある

異常値を示すおもな疾患や原因

高
★ 神経芽細胞腫、交換神経節芽腫、悪性黒色腫、褐色細胞腫、高血圧症、神経性食思不振症、トゥレット症候群など
★ その他：小児自閉症、総合失調症、鬱病の一部など

基準値
血漿：**4.4～15.1** ng/mL
尿　：**2.1～ 6.3** mg/日

低
★ パーキンソン症候群、アルツハイマー病、ダウン症候群、シャイ・ドレーガー症候群、脳梗塞など

この検査について

▶ カテコールアミン（CA）のうち、ドーパミン（DA）とドーパ（DOPA）は、役目を終えると代謝されて最終的にホモバニリン酸（HVA）になり、尿中に排泄される。

▶ おもに尿中に排泄されたHVAを調べるが、血液や髄液で検査することもある。

知っておきたいこと

▶ HVAの測定により、生体内のDAやDOPAの分泌量を把握でき、中枢および末梢の交感神経機能の状態を推測できる。

▶ HVAはDAの産生を反映しているので、尿中HVAを測定することにより、CA産生腫瘍の診断や治療効果を判定できる。

用語解説 ▶ ドーパ：ドーパミン、およびメラニンの生体内前駆物質。

内分泌検査

vanillylmandelic acid

バニリルマンデル酸〈VMA〉

カテコールアミン産生腫瘍を診断する

検査方法 | HPLC などがある

異常値を示すおもな疾患や原因

★ 褐色細胞腫、神経芽細胞種、先天性心疾患、脳血管障害、甲状腺機能亢進症、原発性アルドステロン症、甲状腺機能低下症、クッシング症候群、急性肝炎、糖尿病など

★ その他：ショック、外傷、熱傷、ストレス、低血糖など

基準値
血漿：**3.3〜8.6** ng/mL
尿　：**1.5〜4.3** mg/日

★ 家族性自律神経失調症、シャイ・ドレーガー症候群、フェニルケトン尿症、慢性肝炎など

 ### この検査について

▶ バニリルマンデル酸（VMA）は、カテコールアミン（CA）のうち、ノルアドレナリン（NA）、アドレナリン（A）の最終代謝物で、役目を終えると尿中に排泄される。

 ### 知っておきたいこと

▶ ホモバニリン酸（HVA）と同時に測定することにより、検査精度を増す。

高値 褐色細胞腫、神経芽細胞腫で高値を示す。

乳児 乳児健診では、小児に好発する神経芽細胞腫のスクリーニングのために、VMAの有無を調べる試験を実施している。

関連項目 ▶ カテコールアミン（p221）、ホモバリニン酸（p222）

内分泌検査

estrogen (estradiol/estriol)

エストロゲン（卵胞ホルモン）
エストラジオール〈E₂〉/エストリオール〈E₃〉

卵巣、胎盤、下垂体機能を調べる検査

検査方法 | RIA などがある

異常値を示すおもな疾患や原因

高 ★卵巣腫瘍、副腎皮質腫瘍、先天性副腎皮質過形成（男性）、肝硬変（男性）、多嚢胞性卵巣症候群（PCO）、卵巣過剰刺激症候群、思春期早発症、多胎妊娠など

女性	19.0～226.0 pg/mL ＊卵胞期	49.0～487.0 pg/mL ＊排卵期
基準値	78.0～252.0 pg/mL ＊黄体期	39.0 pg/mL以下 ＊閉経後
男性	19.0～51.0 pg/mL	

低 ★卵巣機能低下症、卵胞発育障害、ターナー症候群、シーハン症候群、シモンズ症候群、子宮発育不全、不妊症、切迫流産、重症妊娠中毒症、胎盤機能不全など

この検査について

▶ エストロゲンの代表的なものは、エストロン（E₁）、エストラジオール（E₂）、エストリオール（E₃）の３種で、卵巣、黄体、胎盤、副腎、睾丸などで産生される。なかでも E₂ が最も強力な女性ホルモンである。

知っておきたいこと

▶ E₂ の検査は卵巣機能などを調べるために行われ、E₃ は妊娠中の胎児や胎盤機能の評価のために測定される。

低値 E₃ の低値では、胞状奇胎、胎児赤芽球症などが疑われる。

224　関連項目 ▶黄体形成ホルモン（p200）、卵胞刺激ホルモン（p201）、プロラクチン（p202）

progesterone
プロゲステロン（黄体ホルモン）〈P4〉
妊娠の経過や副腎機能を調べる検査

検査方法｜ECLIA、CLIA などがある

異常値を示すおもな疾患や原因

高 ★ 先天性副腎過形成、先天性副腎肥大症、副腎男性化腫瘍、クッシング症候群、妊娠、胞状奇胎、本態性高血圧症、副腎がんなど

基準値
女性 0.1～0.4 ng/mL ＊卵胞期
0.1～3.4 ng/mL ＊排卵期
5.0～30.8 ng/mL ＊黄体中期
0.0～0.3 ng/mL ＊閉経後
男性 0.1～0.3 ng/mL 以下

低 ★ 卵巣機能低下症、黄体機能不全、無月経、妊娠中毒症、流産、下垂体機能低下症、下垂体腫瘍、排卵異常、無月経、アジソン病、胎盤機能不全、絨毛上皮腫など

この検査について

▶ プロゲステロン（P4）は、卵巣、胎盤、副腎皮質で合成分泌され、黄体や胎盤の機能を調節し、妊娠に重要な役割を果たす。
▶ P4は、月経周期で変動し、卵胞期は低く、黄体期に高くなる。
▶ 妊娠を維持する働きがあるため、妊娠中は高値を示す。

知っておきたいこと

▶ 副腎や下垂体の異常により、P4値は変化がみられる。
低値 卵巣機能、胎盤機能の低下が疑われる。

用語解説 ▶ **黄体**：排卵後、卵巣内に残っている卵胞の組織が変化・増殖して形成される組織。

内分泌検査

testosterone

テストステロン

おもに男性の性腺、副腎機能異常の検査に用いられる

検査方法｜RIA、ECLIA、CLEIA などがある

異常値を示すおもな疾患や原因

↑ 高

★ 男性 ホルモン産生腫瘍（性腺・副腎）、先天性副腎過形成など
女性 特発性多毛症、卵巣男性化嚢腫、多嚢胞性卵巣症候群、副腎男性化腫瘍など

基準値

血清： 男性 2.01〜7.50 ng/mL
　　　 女性 0.06〜0.86 ng/mL
尿　： 男性 13〜160 μg/日
　　　 女性 2〜47 μg/日

↓ 低

★ 性腺機能低下症、肝硬変、下垂体機能低下症、視床下部下垂体機能低下症、緊張性筋ジストロフィー、クッシング病、アジソン病、腎不全など

この検査について

▶ テストステロンは、代表的な男性ホルモンで、男性生殖器発育促進と機能維持、第二次性徴に重要な働きをする。

知っておきたいこと

男性 思春期以降の男性はおもに低値が問題になり、性腺機能異常や性ホルモンによる成熟過程の障害が疑われる。

女性・小児 女性と小児は高値が問題になる。女性では男性化をきたすような疾患や副腎の病気が疑われる場合に検査する。

関連項目 ▶ 黄体形成ホルモン(p200)、卵胞刺激ホルモン(p201)、プロゲステロン(p225)、ヒト絨毛性ゴナドトロピン(p227)

内分泌検査

human chorionic gonadotropin
ヒト絨毛性ゴナドトロピン〈HCG〉
異常妊娠の診断や妊娠の経過観察など

検査方法 | ECLIA、CLEIA、EIA、RIA、IRMA などがある

異常値を示すおもな疾患や原因

高 ★ 妊娠、胞状奇胎、絨毛がん、異所性HCG産生腫瘍（精巣、卵巣、膵臓、胃、肝臓、肺）、潰瘍性大腸炎、消化性潰瘍など

基準値
- 血清：**1.0** mIU/mL以下
- 尿中：**2.5** mIU/mL以下
- 血中・尿中（αβコンプレックス）：**0.7** mIU/mL以下
- 血中・尿中（β-サブユニット）：**0.1** ng/mL以下

低 ★ 子宮外妊娠、流産、早産、胎児死亡など

この検査について

▶ ヒト絨毛性ゴナドトロピン（HCG）は性腺刺激ホルモンの一種で、αサブユニットとβサブユニットからなる。妊娠すると胎盤絨毛細胞から産生され、尿中に排泄される。

▶ HCGは受精後早期に血中および尿中に認められ、10週前後でピークとなり、その後低下し、分娩後は検出されなくなる。

知っておきたいこと

▶ 非妊婦でHCGが高値になった場合は、腫瘍細胞が疑われる。

▶ 妊娠の早期診断や異常妊娠（流産、早産、子宮外妊娠など）の補助診断のほか、胞状奇胎や絨毛がんを診断する。

関連項目 ▶ プロゲステロン（p225）、テストステロン（p226）

内分泌検査

test for pregnancy

妊娠反応（尿中HCG、HCG定性）

妊娠の判定に用いる

検査方法 | 免疫クロマト法、ラテックス凝集反応（LA）、IRMA、ELISA など

異常値を示すおもな疾患や原因

陽性

★ **男性及び非妊娠女性で陽性の場合：異所性 HCG 産生腫瘍**（精巣、卵巣、膵臓、胃、肝臓など）**など**

★ **妊娠女性で陽性の場合：胞状奇胎、多胎妊娠など**

★ **その他：HCG 投与中**（排卵誘発・黄体機能維持など）

基準値

尿：**陽性** ＊妊娠女性

陰性 ＊非妊娠女性・男性

陰性

★ **妊娠女性で異常低値の場合：切迫流産、子宮外妊娠**

この検査について

▶ 尿中や血液中に分泌される絨毛からヒト絨毛性ゴナドトロピン（HCG）を測定することにより、妊娠の有無を判定する。

知っておきたいこと

▶ HCG 測定キットごとに、最低濃度が決まっている。用いたキットの感度以上の尿中濃度であれば陽性と診断する。

▶ 妊娠5週以降にならないと陽性にならない。また、陽性でも妊娠の確定ではなく、内診や超音波検査の必要がある。

▶ 妊娠しているかどうかは尿中HCG値、妊娠状態（継続可能性など）を調べるには血中HCG値がより参考になる。

関連項目 ▶ヒト絨毛性ゴナドトロピン（p227）

内分泌検査
gastrin

ガストリン

ゾリンジャー・エリソン症候群の診断に有用

| 検査方法 | RIA（PEG法）などがある |

異常値を示すおもな疾患や原因

★ ゾリンジャー・エリソン症候群（ガストリン産生腫瘍、ガストリノーマ）、萎縮性胃炎、迷走神経幹切断後、胃潰瘍、十二指腸潰瘍、閉塞性黄疸、ヘリコバクター・ピロリ菌感染、慢性腎障害、副甲状腺機能亢進症、糖尿病、悪性貧血、高カルシウム血症など

高

基準値 30〜150 pg/mL

 この検査について

▶ ガストリンは、胃幽門部の粘膜にあるG細胞でつくられる消化管ホルモンの1つ。胃酸分泌を促すとともに、胃粘膜を増殖する働きがある。

▶ ガストリンの分泌は、胃内に摂取された飲食物によって刺激され、約30分後にピークとなる。

 知っておきたいこと

▶ ガストリンの上昇は、胃酸分泌が著しく低下していることを示す。

▶ ガストリンを分泌する膵臓や十二指腸に腫瘍が発生するゾリンジャー・エリソン症候群の診断に役立つ。

用語解説 ▶ G細胞：胃に存在し、ガストリンを分泌する細胞。

内分泌検査

immunoreactive glucagon

グルカゴン〈IRG〉

低血糖などの糖代謝異常の病態を調べる

検査方法 | RIA（2抗体法）などがある

異常値を示すおもな疾患や原因

★ グルカゴノーマ（グルカゴン産生腫瘍）、クッシング症候群、糖尿病性ケトアシドーシス、先端巨大症、褐色細胞腫、糖尿病、甲状腺機能低下症など

★ その他：ストレス（心筋梗塞、出血性ショック、外傷など）、腎不全、肝障害、急性膵炎など

高

基準値 **70～174 pg/mL**

低

★ 膵全摘、グルカゴン欠損症、不安定型糖尿病、重症慢性膵炎、アジソン病、下垂体機能低下症など

この検査について

▶ グルカゴンは、膵臓（ランゲルハンス島）のA細胞から分泌されるホルモン。肝臓でグリコーゲンをブドウ糖へ分解する作用を促進し、タンパク質や脂肪の分解も亢進させる。

▶ グルカゴンは血糖値を上昇させる働きがあるので、血糖値を低下させるインスリンと拮抗して、血液中の糖分を調節する。

知っておきたいこと

▶ 糖代謝異常疾患があるときに異常値を示す。

高値 腫瘍が疑われるので、CT、MRIなどの画像検査を行う。

関連項目 ▶ 血糖（p88）、インスリン（p174）
単位の読み方 ▶ pg/mL：ピコグラムパーミリリットル

atrial natriuretic peptide
心房性ナトリウム利尿ペプチド〈ANP〉
心疾患の重症度や治療効果の判定のほか体液量を調べるのに役立つ

検査方法 | CLEIA などがある

異常値を示すおもな疾患や原因

高 ★ 鬱血性心不全、急性心不全、慢性腎不全、本態性高血圧、ネフローゼ症候群、肝硬変、発作性心房細動、甲状腺機能亢進症、原発性アルドステロン症など

★ その他：体液量増加、輸液過剰など

基準値 **10～43 pg/mL**

低 ★ 副腎機能低下症、尿崩症、褐色細胞腫など

★ その他：体液量減少、利尿薬投与、脱水、出血など

この検査について

▶ 心房性ナトリウム利尿ペプチド（ANP）は、おもに心房から分泌されるペプチドホルモン。血圧をコントロールし、心負荷を軽減する方向に働く。

▶ ANPは、心房筋の伸展により調節されており、心負荷が生じると血中に分泌されるため、心不全の診断に有用である。

知っておきたいこと

▶ ANPは、心不全、腎不全、高血圧症などで上昇する。
▶ 心不全などの心機能疾患の重症度や治療効果を判定に用いられる。

関連項目 ▶ ナトリウム(p92)、カリウム(p94)、レニン／アルドステロン(p218)

内分泌検査
brain natriuretic peptide
脳性ナトリウム利尿ペプチド〈BNP〉
心不全、心肥大、心筋障害の病態を調べる

検査方法 | CLEIA などがある

異常値を示すおもな疾患や原因

高 ↑
★ 鬱血性心不全、高血圧症、慢性腎不全、急性肺障害、慢性心筋症、心肥大、心筋症、急性心筋梗塞、弁膜症など

基準値 ▶ **18.4 pg/mL以下**

この検査について

▶ 脳性ナトリウム利尿ペプチド（BNP）は、おもに心室から分泌されるホルモンで、交感神経抑制などの作用をもち、体液量や血圧をコントロールして、心筋を保護する働きをする。
▶ BNPは心室への負荷増大、心肥大、心筋虚血などによって分泌が亢進する。

知っておきたいこと

▶ 心不全患者は、重症になるほどBNP値が上昇するので、病態を把握する指標となる。
▶ BNP値が高値で100pg/mL未満の場合は、まだ心臓病はみられないことが多いが精密検査の必要がある（→鬱血性心不全：NYHA分類のクラスⅠ、Ⅱ）。
▶ BNP値が100pg/mL以上の場合は、心不全が疑われる（→鬱血性心不全：NYHA分類のクラスⅢ、Ⅳ）。

用語解説 ▶ **NYHA（New York Heart Association）分類**：心不全の程度や重症度を自覚症状から判断する分類法。

内分泌検査

N-terminal fragment of pro-brain natriuretic peptide

脳性ナトリウム利尿ペプチド前駆体N端フラグメント〈NT-proBNP〉

心不全の早期診断および重症度判定に用いる

検査方法 | ECLIA、CLEIA などがある

異常値を示すおもな疾患や原因

★ 慢性心不全、急性心不全、心筋症、心肥大、冠動脈症候群、腎不全など

基準値 **125 pg/mL未満**

この検査について

▶ 脳性ナトリウム利尿ペプチド前駆体N端フラグメント（NT-proBNP）は脳性ナトリウム利尿ペプチド（BNP）と同じBNP前駆体（proBNP）から分解されて生じるホルモン。BNP同様、心不全や心筋障害などの刺激で分泌されるが、BNPのように活性をもたない。

▶ NT-proBNPとBNPはほぼ同じような値が得られるが、NT-proBNPは血清での測定が可能であり、安定して正確な検査結果が得られるなどの利点があるため、心不全の診断には本検査が用いられることが多くなってきている。

知っておきたいこと

▶ 血中濃度の上昇が心不全の重症度の指標となる。

関連項目 ▶ 脳性ナトリウム利尿ペプチド（p232）
単位の読み方 ▶ pg/mL：ピコグラムパーミリリットル

内分泌検査

osteocalcin
オステオカルシン〈BGP〉
骨代謝異常などを診断する

検査方法 | IRMA、RIA 固相法、FEIA、ECLIA などがある

異常値を示すおもな疾患や原因

★ 腎不全に伴う腎性骨萎縮症、骨肉腫、甲状腺機能亢進症、副甲状腺機能亢進症、悪性腫瘍の骨転移、敗血症、関節リウマチ（RA）、骨粗鬆症（高回転型）、骨大理石病、ページェット病など

基準値 **3～13 ng/mL**

☆ 骨粗鬆症（低回転型）、糖尿病、ビタミンK欠乏症、甲状腺機能低下症、副甲状腺機能低下症、クッシング病など

🐻 この検査について

▶ オステオカルシンは骨グラタンパク（BGP）とも呼ばれ、ビタミンKの作用のもと、骨をつくる骨芽細胞により合成され、骨のミネラル成分のヒドロキシアパタイトと接合する、骨に不可欠なタンパク質と考えられている。

▶ 骨の代謝異常や治療効果を知るために有用なマーカーであることが示唆されている。

🐻 知っておきたいこと

高値 骨代謝回転の亢進や骨芽細胞機能の亢進が疑われる。
低値 骨代謝回転の低下を示す。

単位の読み方 ▶ ng/mL：ナノグラムパーミリリットル

免疫血清検査

immunoglobulin free light chain k / λ ratio

免疫グロブリン遊離L鎖κ/λ比〈FLC κ/λ比〉

多発性骨髄腫などの早期診断などに用いる

検査方法 | ラテックス比ろう法、レーザーネフェロメトリーなどがある

異常値を示すおもな疾患や原因

異常値 多発性骨髄腫、悪性リンパ腫、形質細胞腫、原発性マクログロブリン血症、原発性全身性LAアミロイドーシス、単クローン性γ-グロブリン血症、軽鎖病など

基準値
- κ型L鎖：**3.3～19.4** mg/L
- λ型L鎖：**5.7～26.3** mg/L
- κ/λ比：**0.26～1.65**

この検査について

▶ 免疫グロブリン（Ig）からは、軽鎖（L鎖：light chain）と重鎖（H鎖：heavy chain）が産生される。L鎖にはκとλという2つの種類がある。

▶ H鎖は通常L鎖の約2倍産生されるため、H鎖と結合しないL鎖は遊離L鎖（FLC）と呼ばれ、細胞外に放出される。

知っておきたいこと

▶ 多発性骨髄腫などの単クローン性の形質細胞増殖性疾患があると、κとλのいずれかのL鎖が過剰に分泌され、k/λ比が異常値を示す。

▶ 腎機能障害においてFLCの血中濃度は高値を示すが、k/λ比に異常はみられない。

関連項目 ▶免疫グロブリン(p236)、ベンス・ジョーンズタンパク(p238)

免疫血清検査

immunoglobulin G,A,M,D,E
免疫グロブリン〈IgG, IgA, IgM, IgD, IgE〉
めん えき
アイジージー　アイジーエー　アイジーエム　アイジーディー　アイジーイー

免疫にかかわる疾患の有無や種類を調べる

検査方法 | 免疫比濁法、ネフェロメトリー、RIST、RAST、EIA など

異常値を示すおもな疾患や原因

IgG・IgA・IgM 共通 ★ 炎症性疾患（慢性感染症、膠原病、自己免疫疾患）、リンパ増殖性疾患、肝疾患、多発性骨髄腫、良性本態性 M タンパク血症など

IgG ★ 肝硬変

IgA ★ IgA 腎症、紫斑病性腎炎、ウィスコット・アルドリッチ症候群、慢性肝炎など

IgM ★ 急性ウイルス感染症、急性肝炎、寄生虫病、マクログロブリン血症、高 IgM 症候群など

IgD ★ IgD 型多発性骨髄腫、高 IgD 症候群など

IgE ★ アトピー性疾患、気管支ぜんそく、寄生虫疾患、IgE 型多発性骨髄腫、高 IgE 症候群、ウィスコット・アルドリッチ症候群、木村病、ホジキンリンパ腫など

高

基準値

IgG ： **870～1700** mg/dL
IgA ： **110～410** mg/dL
IgM ： 男性 **33～190** 女性 **46～260** mg/dL
IgD ： **2～12** mg/dL
IgE ： **250** IU/mL未満（RIST）
　　　 0.34 PRU/mL未満（RAST）

低 **IgG・IgA・IgM 共通** ☆ 原発性免疫不全症候群、タンパク喪失性疾患（ネフローゼ症候群、タンパク漏出性胃腸症など）、自型以外の多発性骨髄腫、ブルトン型無γグロブリン血症など

用語解説 ▶ウィスコット・アルドリッチ症候群：先天性の免疫不全症。血小板の減少による出血傾向や、湿疹などがみられる。

低
- **IgG** ★ 低γグロブリン血症
- **IgA** ★ IgA欠損症、毛細血管拡張性運動失調症など
- **IgM** IgM欠損症、ウィスコット・アルドリッチ症候群、ブルーム症候群など
- **IgD** IgD欠損症など
- **IgE** ★ 無(低)γ-グロブリン血症、慢性リンパ球性白血病、サルコイドーシスなど

この検査について

- 免疫グロブリン（Ig）は、タンパクに対する抗体で、B細胞系の細胞から産生される。分子構造の違いにより、IgG、IgA、IgM、IgD、IgEの5つのクラスが存在する。
- 抗原刺激に対して、最初に半減期の短い（数日）IgMが分泌され、次に半減期の長い（3週間以上）IgGが分泌される。
- IgGは、血中Igの70〜80％を占め、ほかのIgと違い胎盤通過性がある。慢性炎症性疾患の判定などに用いる。
- IgAは、血中Igの20〜30％を占める。涙液、唾液などの分泌液中にみられ、局所免疫にかかわる。
- IgMは、血中Igの約10％を占め、分子量は最大。
- IgDは、リンパ球の膜表面に多く存在。不明な点が多い。
- IgEは、アレルギー発症や寄生虫感染時に血中に増加する。

知っておきたいこと

- 各Igの測定は、組み合わせによる鑑別診断が必要。
- **高値** 単クローン性の疾患（骨髄腫など）と、多クローン性疾患（慢性炎症、自己免疫疾患など）がある。

関連項目 ▶血清総タンパク（p60）、リウマチ因子（p241）

免疫血清検査

Bence Jones protein

ベンス・ジョーンズタンパク〈BJP〉
ビージェイピー

骨髄腫などを診断する

検査方法｜免疫電気泳動法、熱沈殿法などがある

基準値 尿：**陰性**（−）

異常値を示すおもな疾患や原因

陽性

★多発性骨髄腫、慢性リンパ性白血病、マクログロブリン血症、骨肉腫、アミロイドーシスなど

★その他：腎臓病など

基準値

免疫血清検査

cryoglobulin

クリオグロブリン

クリオグロブリン血症の診断に用いる

検査方法｜冷却沈殿法

基準値 **陰性**（80μg/mL以下）

異常値を示すおもな疾患や原因

★本態性クリオグロブリン血症、多発性骨髄腫、マクログロブリン血症、リンパ増殖性疾患、悪性腫瘍、膠原病、自己免疫疾患〔全身性エリテマトーデス（SLE）、関節リウマチ(RA)、全身性硬化症（SSc）、多発性筋炎、シェーグレン症候群、ベーチェット病、強皮症、自己免疫性溶血性貧血〕、腎疾患（紫斑病性腎炎、血管炎症候群、糸球体腎炎）、肝疾患（C型肝炎、B型肝炎、肝硬変、慢性肝炎など）、感染症（ウイルス：亜急性細菌性心内膜炎など、細菌：緑色連鎖球菌、梅毒など）、潰瘍性大腸炎など

陽性

基準値

関連項目▶免疫グロブリン(p236)、補体 (p239)
単位の読み方▶μg/mL：マイクログラムパーミリリットル

免疫血清検査

complement titer

補体〈CH₅₀, C₃, C₄〉

自己免疫性疾患、感染症の鑑別に役立つ

検査方法 | Mayer の変法、免疫比濁法などがある

基準値

CH_{50} : **30〜45** U/mL
C_3 : **86〜160** mg/dL
C_4 : **14〜49** mg/dL

異常値を示すおもな疾患や原因

CH_{50}	C_3	C_4	おもな疾患
高	高	高	感染症、関節リウマチなどの炎症性疾患、ベーチェット病、悪性腫瘍など
低	正常	正常	C_3、C_4 以外の補体成分欠損症
低	正常	低	血管神経性浮腫、C_4 欠損症、遺伝性血管神経浮腫（HANE）など
低	低	正常	急性糸球体腎炎、膜性増殖性糸球体腎炎、C_3 欠損症、自己免疫性溶血性貧血、人工透析中など
低	低	低	全身性エリテマトーデス（SLE）、遺伝性血管神経性浮腫、慢性肝炎、肝硬変、悪性関節リウマチ（MRA）、播種性血管内凝固症候群（DIC）、クリオグロブリン血症など

用語解説 ▶ **全身性エリテマトーデス**：膠原病の１つで、多くの臓器で炎症、関節炎、皮疹（ひしん）、腎障害などがみられる。

3 ルーチン検査に追加する検査

免疫血清検査

ベンス・ジョーンズタンパク ● クリオグロブリン ● 補体

この検査について

- 補体は、おもに幹細胞において産生され、血清中に存在するタンパクで、免疫グロブリン（Ig）などの働きを補う役割を果たす。
- 補体は、抗原抗体反応により活性化される古典経路と、菌体成分やエンドトキシンにより活性化される副経路との活性化カスケードを構成する。

知っておきたいこと

- C_{50}、C_3、C_4を同時に測定することにより、補体系の疾患の種類や病態を診断できる。
- C_3は古典経路と副経路の接点に位置し、どちらが活性化されても消費され異常低値を示す。

関節リウマチ（RA）とは

　全身性炎症性疾患である膠原病のなかでも、症例が多い疾患が関節リウマチ（RA）である。複数の関節に腫れや痛みが生じ、やがて関節の変形をきたす。

　慢性関節リウマチは、血清補体価（C_{50}）が正常値か増加するが、悪性関節リウマチではしばしば低下する。

　また、血中にリウマチ因子（RF）という自己抗体が存在するので、RA患者は陽性と診断されることが多い。

　ただし、RF値はRA以外でも陽性となり、診断の確定はできず、RA診断のためには、いくつかの検査により総合的に判断する必要がある。

免疫血清検査

rheumatoid factor
リウマチ因子〈RF〉(リウマトイド因子)
関節リウマチの診断に必須の検査

検査方法｜RA、RAPA、ラテックス比臆法（RF定量）などがある

基準値 陰性(RA)／40倍未満(RAPA)／151U/mL以下(RF定量)

異常値を示すおもな疾患や原因

 関節リウマチ（RA）、全身性エリテマトーデス（SLE）、多発性筋炎、ウイルス肝硬変、慢性感染症など

免疫血清検査

matrix metalloproteinase-3
マトリックスメタロプロティナーゼ-3〈MMP-3〉
関節リウマチの早期診断に用いる

検査方法｜ラテックス免疫比濁法などがある

基準値 男性 36.9〜121.0 ng/m 女性 17.3〜59.7 ng/mL

異常値を示すおもな疾患や原因

 関節リウマチ（RA）、悪性関節リウマチ、リウマチ性多発筋痛症、全身性硬化症、全身性エリテマトーデス、慢性腎不全など

免疫血清検査

anti-cyclic citrullinated peptide antibody
抗シトルリン化ペプチド抗体〈ACPA〉(抗CCP抗体)
関節リウマチの早期診断、早期治療に用いる

検査方法｜CLEIAなどがある

基準値 陰性（4.5 IU/mL未満）

異常値を示すおもな疾患や原因

★ 陽性：関節リウマチ（RA）

単位の読み方 ▶IU/mL：アイユーパーミリリットル

免疫血清検査
anti-nuclear antibody

抗核抗体〈ANA〉
膠原病の補助的診断に用いる

検査方法 | 蛍光抗体間接法、蛍光酵素免疫測定法（FEIA法）、ELISA

異常値を示すおもな疾患や原因

陽性
★ 全身性エリテマトーデス（SLE）、全身性硬化症（SSc）、混合性結合組織病（MCTD）、強皮症、シェーグレン症候群（SS）、オーバーラップ症候群、自己免疫性肝炎、円板状エリテマトーデス（DLE）、レイノー症候群、多発性筋炎・皮膚筋炎（PM/DM）、関節リウマチ（RA）、原発性胆汁性肝硬変（PBC）、慢性甲状腺炎（橋本病）、薬剤誘発性ループス、悪性リンパ腫、間質性肺炎など

基準値
陰性
40倍未満（蛍光抗体間接法）
20.0（カットオフ値）
1.00以下（FEIA法）

この検査について

▶ 自己の体内物質を異物（抗原）と誤認して生じる抗体を自己抗体という。抗核抗体（ANA）は、自身の細胞核の成分（DNA、核など）を抗原とみなして生じる自己抗体の総称である。

知っておきたいこと

▶ 膠原病や自己免疫疾患が発症すると、ANAが血中に分泌される。陽性では免疫機構に変調をきたしていると考えられる。
▶ 検査結果は、用いる核材によって異なる。

用語解説 ▶ **カットオフ値**：陽性か陰性かを判断するための基準値。
関連項目 ▶ リウマチ因子（p241）、抗DNA抗体（p243）、抗Sm抗体（p243）

免疫血清検査
anti DNA antibody/anti-double stranded DNA IgG antibody/anti-single stranded DNA IdG antibody

抗DNA抗体/抗ds-DNA IgG抗体/抗ss-DNA IgG抗体

全身性エリテマトーデスを診断する

検査方法｜ELISA、PHA、RIA などがある

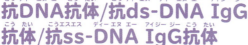

基準値
- DNA抗体　　　　　：陰性
- 抗ds-DNA IgG抗体：**12 IU/mL以下**
- 抗ss-DNA IgG抗体：**25 AU/mL以下**

異常値を示すおもな疾患や原因

陽性 ↑

★ **抗ds-DNA IgG抗体**：全身性エリテマトーデス（SLE）、ほかの膠原病など

★ **抗ss-DNA IgG抗体**：全身性エリテマトーデス（SLE）、全身性硬化症（SSc）、シェーグレン症候群（SS）、混合性結合組織病（MCTD）、関節リウマチ（RA）、多発性筋炎、重症筋無力症など

基準値

免疫血清検査
anti-Sm antibody

抗Sm抗体

全身性エリテマトーデスを診断する

検査方法｜CLEIA、DID法（二重免疫拡散法）、ELISA、FEIA など

基準値 ▶ **陰性　10.0 U/mL未満（CLEIA）**

異常値を示すおもな疾患や原因

陽性 ↑

★ 全身性エリテマトーデス（SLE）、混合性結合組織病（MCTD）、シェーグレン症候群（SS）、オーバーラップ症候群、全身性硬化症（SSc）、関節リウマチ（RA）など

基準値

関連項目 ▶ 補体（p239）、免疫複合体（p251）

免疫血清検査

anti- ribonucleoprotein antibody（anti-U₁-ribonucleoprotein antibody）

抗RNP抗体（抗U1-RNP抗体）

混合性結合組織病や全身性エリテマトーデスを診断する

検査方法｜CLEIA、DID 法（二重免疫拡散法）、ELISA、FEIA など

基準値 　**陰性：10.0 U/mL未満（CLEIA）**

異常値を示すおもな疾患や原因

★陽性：混合性結合組織病（MCTD）、全身性エリテマトーデス（SLE）、全身性硬化症（SSc）、シェーグレン症候群（SS）など

基準値

免疫血清検査

anti-SS-A/Ro antibody

抗SS-A/Ro抗体

シェーグレン症候群が疑われる場合に用いられる

検査方法｜CLEIA、DID 法（二重免疫拡散法）、RIA、ELISA、FEIA など

基準値 　**陰性：10.0 U/mL未満（CLEIA）**

異常値を示すおもな疾患や原因

★陽性：シェーグレン症候群（SS）、全身性エリテマトーデス（SLE）、混合性結合組織病（MCTD）など

基準値

免疫血清検査

anti-SS-B/La antibody

抗SS-B/La抗体

シェーグレン症候群が疑われる場合に用いられる

検査方法｜CLEIA、DID 法（二重免疫拡散法）、RIA、ELISA、FEIA

基準値 　**陰性：10.0 U/mL未満（CLEIA）**

異常値を示すおもな疾患や原因

★陽性：シェーグレン症候群（SS）など

基準値

用語解説▶**シェーグレン症候群**：涙腺（るいせん）や唾液腺（だえきせん）などの全身の分泌腺が冒される自己免疫疾患。

免疫血清検査

anti-sclerodema-70 antibody（anti-topoisomerase I antibody）

抗Scl-70抗体（抗トポイソメラーゼⅠ抗体）

全身性硬化症を診断する

検査方法 | CLEIA、DID法（二重免疫拡散法）、ELISA、FEIAなど

基準値 ▶ **陰性：10.0 U/mL未満（CLEIA）**

異常値を示すおもな疾患や原因

★ **陽性：**全身性硬化症（SSc）、全身性進行性硬化症（PSS）など

基準値

免疫血清検査

anti-centromere antibody

抗セントロメア抗体〈ACA〉

全身性硬化症やシェーグレン症候群を診断する

検査方法 | 間接蛍光抗体法、ELISAなどがある

基準値 ▶ **陰性：10 IU/mL未満（ELISA）**

異常値を示すおもな疾患や原因

★ **陽性：**限局性皮膚硬化型全身性硬化症（SSc、強皮症）、ルポイド肝炎、レイノー症候群など

基準値

免疫血清検査

anti-Jo-1 antibody

抗Jo-1抗体

多発性筋炎・皮膚筋炎を診断する

検査方法 | CLEIA、DID法（二重免疫拡散法）、ELISAなどがある

基準値 ▶ **陰性：10.0 U/mL未満（CLEIA）**

異常値を示すおもな疾患や原因

★ **陽性：**多発性筋炎・皮膚筋炎（PM/DM）、肺病変を合併する筋炎、全身性エリテマトーデス（SLE）など

基準値

単位の読み方 ▶ U/mL：ユニットパーミリリットル、
IU/mL：アイユーパーミリリットル

3 ルーチン検査に追加する検査

免疫血清検査

抗Scl-70抗体 ● 抗セントロメア抗体 ● 抗Jo-1抗体 ● 抗RNP抗体 ● 抗SS-A／Ro抗体 ● 抗SS-B／La抗体

免疫血清検査
anti-ARS antibody
抗ARS抗体
多発性筋炎・皮膚筋炎を診断の補助的検査

検査方法｜ELISA などがある

基準値 陰性：25.0 U/mL未満（ELISA）

異常値を示すおもな疾患や原因

陽性↑
基準値

★ 多発性筋炎・皮膚筋炎（PM/DM）、間質性肺炎など

免疫血清検査
myeloperoxidase-anti-neutrophil cytoplasmic antibody,
perinuclear-anti-neutrophil cytoplasmic antibody

抗好中球細胞質ミエロペルオキシダーゼ抗体
〈MPO-ANCA, p-ANCA〉

MPO-ANCA 関連血管炎を診断する

検査方法｜CLEIA、免疫抗体法、ELISA、FEIA などがある

基準値 陰性：3.5 U/mL未満（CLEIA）

異常値を示すおもな疾患や原因

陽性↑
基準値

★ 顕微鏡的多発血管炎（MPA）、半月体形成性糸球体腎炎（RPGN）、チャーグストラウス症候群、ウェゲナー肉芽腫症、グッドパスチャー症候群、血管炎症候群、自己免疫性肝炎など

関連項目▶抗Jo-1抗体（p245）、シアル化糖鎖抗原KL-6（p266）

免疫血清検査

serine proteinase 3-anti-neutrophil cytoplasmic antibody

細胞質性抗好中球細胞質抗体
〈PR3-ANCA, c-ANCA〉

ウェゲナー肉芽腫症を診断する

検査方法｜CLEIA、ELISA、FEIA などがある

基準値 陰性：**3.5** U/mL未満（CLEIA）

異常値を示すおもな疾患や原因

★ ウェゲナー肉芽腫症、顕微鏡的多発血管炎（MPA）など

免疫血清検査

anti-mitochondrial antibody

抗ミトコンドリア抗体〈AMA〉

原発性胆汁性肝硬変を診断する

検査方法｜EIA、ELISA、FA などがある

基準値 陰性：**20**倍未満

異常値を示すおもな疾患や原因

★ **陽性**：原発性胆汁性肝硬変（PBC）

★ **弱陽性**：ルポイド肝炎、肝硬変、自己免疫性疾患、肝外胆汁鬱滞など

単位の読み方 ▶ U/mL：ユニットパーミリリットル

免疫血清検査

anti-cardiolipin antibody
抗カルジオリピン抗体（抗リン脂質抗体）

抗リン脂質抗体症候群を診断する

検査方法｜EIA、ELISAなどがある

基準値 　陰性：**10 U/mL未満**（EIA）

異常値を示すおもな疾患や原因

陽性

★ 原発性抗リン脂質抗体症候群（APS）、全身性エリテマトーデス（SLE）、梅毒、シェーグレン症候群（SS）、全身性硬化症（SSc）、関節リウマチ（RA）、多発性筋炎・皮膚筋炎（PM/DM）、悪性腫瘍など

基準値

免疫血清検査

anti-cardiolipin-β2-glycoprotein I complex antibody
抗カルジオリピン-β2-グリコプロテインI複合体抗体
（抗CL-β2-GPI抗体）

抗リン脂質抗体症候群を診断する

検査方法｜EIA、ELISAなどがある

基準値 　陰性：**3.5 U/mL未満**（EIA）

異常値を示すおもな疾患や原因

陽性

★ 原発性抗リン脂質抗体症候群（APS）、全身性エリテマトーデス（SLE）、関節リウマチ（RA）、不育症、動静脈血栓症、抗リン脂質抗体症候群、混合性結合組織病（MCTD）など

基準値

免疫血清検査
lupus anticoagulant
ループスアンチコアグラント〈LA, LAC〉

抗リン脂質抗体症候群を診断する

検査方法｜dRVVT（希釈ラッセル蛇毒試験法）、APTT、リン脂質中和法

基準値 **陰性**（－）

異常値を示すおもな疾患や原因

陽性
- ★ 原発性抗リン脂質抗体症候群（APS）、全身性エリテマトーデス（SLE）、シェーグレン症候群（SS）、全身性硬化症（SSc）、血小板減少性紫斑病（ITP）、関節リウマチ（RA）など

免疫血清検査
anti-platelet autoantibody
抗血小板自己抗体〈PAIgG〉

血小板減少症の鑑別のための検査

検査方法｜PAIgG、ELISA、MPHA（混合受身凝集法）などがある

基準値 **陰性：10 ng/10^7 血小板未満**

異常値を示すおもな疾患や原因

陽性
- ★ 特発性血小板減少性紫斑病（ITP）、全身性エリテマトーデス（SLE）、敗血症、多発性骨髄腫など

関連項目▶ビタミンB_{12}（p195）、抗カルジオリピン抗体（p248）

免疫血清検査

anti-parietal cell antibody
抗壁細胞抗体
（抗胃壁細胞抗体）
悪性貧血が疑われる場合に用いられる

| 検査方法 | 蛍光抗体法などで調べる |

基準値 　**陰性：10倍未満**

異常値を示すおもな疾患や原因

陽性 ／ 基準値

★ 悪性貧血、萎縮性胃炎、胃体部潰瘍、胃がん、橋本病、全身性エリテマトーデス（SLE）、シェーグレン症候群（SS）、糖尿病、肝疾患など

免疫血清検査

anti-smooth muscle antibody
抗平滑筋抗体〈ASMA〉
重症筋無力症を診断の補助的検査

| 検査方法 | 蛍光抗体法などで調べる |

基準値 　**陰性：40倍未満**

異常値を示すおもな疾患や原因

陽性 ／ 基準値

★ 重症筋無力症（MG）、多発性筋炎（PM）、関節リウマチ（RA）、全身性エリテマトーデス（SLE）、ルポイド肝炎、原発性胆汁性肝硬変（PBC）、橋本病、進行性筋ジストロフィーなど

250　用語解説 ▶ルポイド肝炎：自己免疫によって出現する肝炎。

免疫血清検査

anti-acetylcholine receptor antibody
抗アセチルコリン受容体抗体
（抗AChR抗体）

抗リン脂質抗体症候群を診断する

| 検査方法 | RIA などで調べる |

基準値　陰性：**0.2** nmol/L以下

異常値を示すおもな疾患や原因

陽性
★ 重症筋無力症（MG）

免疫血清検査

immune complex
免疫複合体〈IC〉

免疫複合体が関与する自己免疫疾患を診断する

| 検査方法 | EIA、ELISA などがある |

基準値　陰性：**3.0** μg/mL以下

異常値を示すおもな疾患や原因

陽性
★ 全身性エリテマトーデス（SLE）、悪性関節リウマチ（MRA）、混合性結合組織病（MCTD）、シェーグレン症候群（SS）、糸球体腎炎、血管炎症候群、クローン病、全身性進行性硬化［強皮］症（PSS）、多発性動脈炎（PN）、天疱瘡、慢性肝疾患、感染症、悪性腫瘍、腎疾患など

単位の読み方 ▶ nmol/L：ナノモルパーリットル
用語解説 ▶ 天疱瘡：皮膚や粘膜に水ぶくれや、びらんが生じる自己免疫性水疱症。

免疫血清検査

おもな自己免疫疾患と自己抗体一覧

自己免疫疾患	自己抗体
全身性エリテマトーデス〈SLE〉	●抗サイログロブリン抗体〈TgAb〉▶p209 ●補体〈CH50、C3、C4〉▶p239 ●リウマチ因子〈RF〉▶p241 ●マトリックスメタロプロティナーゼ-3〈MMP-3〉▶p241 ●抗核抗体〈ANA〉▶p242 ●抗DNA抗体 ▶p243 ●抗Sm抗体▶p243 ●抗RNP抗体（抗U1-RNP抗体）▶p244 ●抗SS-A/Ro抗体▶p244 ●抗SS-B/La抗体▶p244 ●抗Jo-1抗体▶p245 ●抗カルジオリピン抗体（抗リン脂質抗体）▶p248 ●抗カルジオリピン-β2-グリコプロテインⅠ複合体抗体（抗CL-β2-GPⅠ抗体）▶p248 ●ループスアンチコアグラント〈LA, LAC〉▶p249 ●抗血小板自己抗体〈PAIgG〉▶p249 ●抗壁細胞抗体（抗胃壁細胞抗体）▶p250 ●抗平滑筋抗体〈ASMA〉▶p250 ●免疫複合体〈IC〉▶p251
関節リウマチ〈RA〉	●補体〈CH50、C3、C4〉▶p239 ●リウマチ因子（リウマトイド因子）〈RF〉▶p241 ●マトリックスメタロプロティナーゼ-3〈MMP-3〉▶p241 ●抗シトルリン化ペプチド抗体〈ACPA〉（抗CCP抗体）▶p241 ●抗核抗体〈ANA〉▶p242 ●抗DNA抗体 ▶p243 ●抗Sm抗体▶p243 ●抗SS-A/Ro抗体▶p244 ●抗SS-B/La抗体▶p244 ●抗カルジオリピン抗体（抗リン脂質抗体）▶p248 ●抗カルジオリピン-β2-グリコプロテインⅠ複合体抗体（抗CL-β2-GPⅠ抗体）▶p248 ●ループスアンチコアグラント〈LA, LAC〉▶p249 ●抗平滑筋抗体〈ASMA〉▶p250 ●免疫複合体〈IC〉▶p251

シェーグレン症候群〈SS〉	●免疫グロブリン〈IgG, IgA, IgM, IgD, IgE〉▶p236 ●リウマチ因子（リウマトイド因子）〈RF〉▶p241 ●抗核抗体〈ANA〉▶p242 ●抗DNA抗体 ▶p243 ●抗Sm抗体 ▶p243 ●抗RNP抗体（抗U1-RNP抗体）▶p244 ●抗SS-A/Ro抗体 ▶p244 ●抗SS-B/La抗体 ▶p244 ●抗セントロメア抗体〈ACA〉▶p245 ●抗カルジオリピン抗体（抗リン脂質抗体）▶p248 ●ループスアンチコアグラント〈LA, LAC〉▶p249 ●抗壁細胞抗体（抗胃壁細胞抗体）▶p250 ●免疫複合体〈IC〉▶p251
多発性筋炎・皮膚筋炎〈PM/DM〉	●補体〈CH50、C3、C4〉▶p239 ●リウマチ因子（リウマトイド因子）〈RF〉▶p241 ●抗核抗体〈ANA〉▶p242 ●抗RNP抗体（抗U1-RNP抗体）▶p244 ●抗SS-A/Ro抗体 ▶p244 ●抗SS-B/La抗体 ▶p244 ●抗ARS抗体 ▶p246 ●抗カルジオリピン抗体（抗リン脂質抗体）▶p248
強皮症［硬化］〈SSc〉	●リウマチ因子（リウマトイド因子）〈RF〉▶p241 ●マトリックスメタロプロティナーゼ-3〈MMP-3〉▶p241 ●抗核抗体〈ANA〉▶p242 ●抗DNA抗体 ▶p243 ●抗Sm抗体 ▶p243 ●抗RNP抗体（抗U1-RNP抗体）▶p244 ●抗セントロメア抗体〈ACA〉▶p245 ●抗Scl-70抗体（抗トポイソメラーゼI抗体）▶p245 ●抗カルジオリピン抗体（抗リン脂質抗体）▶p248 ●ループスアンチコアグラント〈LA, LAC〉▶p249
全身性進行性硬化［強皮］症〈PSS〉	●補体〈CH50、C3、C4〉▶p239 ●リウマチ因子（リウマトイド因子）〈RF〉▶p241 ●抗核抗体〈ANA〉▶p242 ●抗SS-A/Ro抗体 ▶p244 ●抗SS-B/La抗体 ▶p244 ●抗Scl-70抗体（抗トポイソメラーゼI抗体）▶p245 ●抗セントロメア抗体〈ACA〉▶p245 ●免疫複合体〈IC〉▶p251

抗リン脂質抗体症候群〈APS〉	● 補体〈CH50、C3、C4〉▶p239 ● 抗核抗体〈ANA〉▶p242 ● 抗DNA抗体 ▶p243 ● 抗カルジオリピン抗体（抗リン脂質抗体）▶p248 ● 抗カルジオリピン-β2-グリコプロテインI複合体 　▶p248 ● ループスアンチコアグラント〈LA、LAC〉▶p249 ● 免疫複合体〈IC〉▶p251
混合性結合組織病〈MCTD〉	● 補体〈CH50、C3、C4〉▶p239 ● リウマチ因子（リウマトイド因子）〈RF〉▶p241 ● 抗核抗体〈ANA〉▶p242 ● 抗DNA抗体 ▶p243 ● 抗Sm抗体 ▶p243 ● 抗RNP抗体（抗U1-RNP抗体）▶p244 ● 抗SS-A/Ro抗体 ▶p244 ● 抗SS-B/La抗体 ▶p244 ● 抗カルジオリピン抗体（抗リン脂質抗体）▶p248 ● 抗カルジオリピン-β2-グリコプロテインI複合体 　▶p248 ● 免疫複合体〈IC〉▶p251
血管炎症候群	● 補体〈CH50、C3、C4〉▶p239 ● 抗好中球細胞質ミエロペルオキシダーゼ抗体 　〈MPO-ANCA、p-ANCA〉▶p246 ● 細胞質性抗好中球細胞質抗体〈PR3-ANCA、 　c-ANCA〉▶p247 ● 免疫複合体〈IC〉▶p251
ウェゲナー肉芽腫症 （多発血管炎性肉芽腫 症〈GPA〉）	● 抗好中球細胞質ミエロペルオキシダーゼ抗体 　〈MPO-ANCA、p-ANCA〉▶p246 ● 細胞質性抗好中球細胞質抗体〈PR3-ANCA、 　c-ANCA〉▶p247
顕微鏡的多発血管炎 〈MPA〉	● 抗好中球細胞質ミエロペルオキシダーゼ抗体 　〈MPO-ANCA、p-ANCA〉▶p246 ● 細胞質性抗好中球細胞質抗体〈PR3-ANCA、 　c-ANCA〉▶p247
好酸球性多発血管炎 性肉芽腫症〈EGPA〉	● 抗好中球細胞質ミエロペルオキシダーゼ抗体 　〈MPO-ANCA、p-ANCA〉▶p246

半月体形成性糸球体腎炎〈RPGN〉	●抗DNA抗体 ▶p243 ●抗好中球細胞質ミエロペルオキシダーゼ抗体〈MPO-ANCA、p-ANCA〉 ▶p246 ●免疫複合体〈IC〉 ▶p251
自己免疫性肝炎〈AIH〉	●免疫グロブリン ▶p236 ●抗核抗体〈ANA〉 ▶p242 ●抗好中球細胞質ミエロペルオキシダーゼ抗体〈MPO-ANCA、p-ANCA〉 ▶p246 ●抗平滑筋抗体〈ASMA〉 ▶p250
原発性胆汁性肝硬変〈PBC〉	●抗核抗体〈ANA〉 ▶p242 ●抗セントロメア抗体〈ACA〉 ▶p245 ●抗平滑筋抗体〈ASMA〉 ▶p250
自己免疫性膵炎	●抗核抗体〈ANA〉 ▶p242 ●抗平滑筋抗体〈ASMA〉 ▶p250
バセドウ病（グレーブス病）	●抗サイログロブリン抗体〈TgAb〉 ▶p209 ●抗甲状腺ペルオキシダーゼ抗体〈TPOAb〉 ▶p210 ●甲状腺刺激ホルモンレセプター抗体〈TRAb〉 ▶p211 ●甲状腺刺激抗体〈TSAb〉 ▶p212 ●抗好中球細胞質ミエロペルオキシダーゼ抗体〈MPO-ANCA、p-ANCA〉 ▶p246
橋本病（慢性甲状腺炎）	●抗サイログロブリン抗体〈TgAb〉 ▶p209 ●抗甲状腺ペルオキシダーゼ抗体〈TPOAb〉 ▶p210 ●甲状腺刺激ホルモンレセプター抗体〈TRAb〉 ▶p211 ●甲状腺刺激抗体〈TSAb〉 ▶p212 ●抗核抗体〈ANA〉 ▶p242 ●抗壁細胞抗体（抗胃壁脂肪体）▶p250 ●抗平滑筋抗体〈ASMA〉 ▶p250
天疱瘡	●免疫複合体〈IC〉 ▶p251

免疫血清検査
T lymphocyte ratio, B lymphocyte ratio

T細胞・B細胞百分率

T細胞、B細胞の変動に伴う免疫機能の変化を調べる

検査方法｜モノクローナル抗体を用いたフローサイトメトリー

異常値を示すおもな疾患や原因

★ **T細胞増加**：伝染性単核球症、T細胞白血病、百日咳、ベーチェット病など

★ **B細胞増加**：B細胞白血病、胸腺無形性症、反応性高γ-グロブリン血症、百日咳など

基準値
T細胞百分率：**66～89 %**
B細胞百分率：**4～13 %**

★ **T細胞減少**：ウイルス感染、全身性エリテマトーデス(SLE)、白血病、リンパ腫、B細胞腫瘍、後天性免疫不全症候群(AIDS)、先天性免疫不全症候群など

★ **B細胞減少**：重症複合免疫不全症、無(低)γ-グロブリン血症、T細胞腫瘍など

この検査について

▶ T細胞・B細胞は、リンパ球に存在し、生体の免疫や防御機構に重要な役割を果たしている。

▶ T細胞は細胞性免疫に関与し、B細胞は抗体を産生し液性免疫に関与している。

知っておきたいこと

▶ T細胞とB細胞の増減は相対関係があるので、比率（百分率）を調べることにより、免疫関連の疾患を診断する。

用語解説 ▶ **モノクローナル抗体**：単一の抗体分子を産生する細胞から得られた単一の抗体のことで、1つの抗原決定基のみに反応する。

lymphocyte subsets
リンパ球サブセットCD3・CD4・CD8

リンパ性白血病、悪性リンパ腫などの血液疾患の診断する（リンパ球の機能異常を検査する）

検査方法 モノクローナル抗体を用いたフローサイトメトリー

異常値を示すおもな疾患や原因

- ★ **CD3 細胞増加**：伝染性単核球症、百日咳、T細胞白血病など
- ★ **CD4 細胞増加**：成人T細胞白血病など
- ★ **CD8 細胞増加**：EBウイルス感染症（伝染性単核球症）
- ★ **CD4/CD8 比上昇**：関節リウマチ（RA）、全身性エリテマトーデス（SLE）など

基準値
CD3：58〜84%	CD4：23〜52%
CD8：22〜54%	CD4/CD8比：0.4〜2.3

- ★ **CD3 細胞減少**：ウイルス感染、後天性免疫不全症候群（AIDS）、先天性免疫不全症候群など
- ★ **CD4 細胞減少**：HIV感染、特発性CD4陽性細胞減少症、先天性免疫不全症候群、ウイルス感染症、結核、真菌感染症、関節リウマチ（RA）、全身性エリテマトーデス（SLE）など
- ★ **CD8 細胞減少**：先天性免疫不全症候群
- ★ **CD4/CD8 比低下**：HIV感染症、AIDS（CD4の減少）、原発性胆汁性肝硬変（PBC）（CD4の減少）、伝染性単核球症（CD8の増加）など

この検査について

▶ リンパ球サブセットは、リンパ球を形態や機能面から分けたもの。CD3（成熟T細胞）、CD4（ヘルパーT細胞）、CD8（サプレッサー／細胞障害性T細胞）は測定頻度が高いサブセット。

関連項目 ▶T細胞・B細胞百分率（p256）

免疫血清検査
drug-induced LST(lymphocyte stimulation test)

薬剤によるリンパ球刺激試験〈DLST〉

薬剤性アレルギーの原因を確認する

検査方法 | ³H-チミジン取り込み法で行う

異常値を示すおもな疾患や原因

陽性

★ 陽性薬剤性肝障害、薬剤性大腸炎、薬剤性アレルギー（ペニシリン、ストレプトマイシン、テトラサイクリン、イソニアジドなどによるもの）、薬疹、接触性皮膚炎、薬剤性肺炎、アレルギー性鼻炎などの起因薬剤、気管支喘息など

基準値 陰性（SI値1.8未満）

この検査について

▶ 薬剤によるリンパ球刺激試験（DLST）は、刺激物質として薬剤を使用して、薬剤性アレルギー反応を判定する検査。

▶ 薬剤アレルギー患者などの血中に存在する、薬剤を異物と認める感作リンパ球（T細胞）は、抗原となる薬剤が添加すると芽球化（幼若化）を起こす。これを利用し、患者の末梢血（血球）からリンパ球を分離し、薬剤とともに培養して、リンパ球の変化を観察する。

知っておきたいこと

▶ 陽性の場合は、その薬剤がアレルギーの起因薬剤である可能性が疑われる。

用語解説 ▶ **芽球化（幼若化）**：リンパ球が異物への反応で増殖・分化し、大型化すること。

免疫血清検査

erythropoietin
エリスロポエチン〈EPO(イー ピー オー)〉

貧血・多血症などの鑑別診断に用いる

検査方法 | CLEIA、RIA などがある

異常値を示すおもな疾患や原因

★ 再生不良性貧血、急性白血病、エリスロポエチン産生腫瘍（肝がん、小細胞性肺がん、小脳腫瘍など）、骨髄異形成症候群（MDS）、続発性赤血球増加症、鉄欠乏性貧血、偽性多血症など

基準値 4.2〜23.7 mU/mL

★ 腎性貧血、真性多血症、慢性腎不全、多発性骨髄腫など

この検査について

- エリスロポエチン（EPO）は、主として腎臓で分泌される糖タンパクで、赤血球の生成を促進する造血ホルモン。
- 赤血球の産生を調節している。

知っておきたいこと

- EPOは、腎性貧血と多血症の鑑別のために測定される。
- 貧血がある場合、その程度に応じてEPOの測定値は増加するのが普通である。
- 腎性貧血の場合は、EPOの産生低下が原因なので、EPO値は増加しない。
- 多血症の中でも、真性多血症は、EPO値は低下していることが多い。

関連項目 ▶ 白血球数（p42）、赤血球数（p46）、ヘモグロビン（p48）、クレアチニン（p85）

免疫血清検査

granulocyte-colony stimulating factor
顆粒球コロニー刺激因子〈G-CSF〉
G-CSF 産生腫瘍などの鑑別に用いる
検査方法｜CLEIA、ELISA、EIA などがある

基準値 5.78～27.5 pg/mL（CLEIA）

異常値を示すおもな疾患や原因

高/基準値 ★ G-CSF 産生腫瘍、再生不良性貧血、細菌感染症など

低/基準値 ☆ 慢性骨髄性白血病、慢性好中球性白血病、好中球減少症など

免疫血清検査

thrombopoietin
トロンボポエチン〈TPO〉
TPO が異常値を示すような血小板減少症の鑑別診断の検査
検査方法｜ELISA で行う

基準値 12.6～50.4 pg/mL（0.55～0.971fmol/mL）

異常値を示すおもな疾患や原因

高/基準値 ★ 再生不良性貧血、特発性血小板減少性紫斑病（ITP）、骨髄異形成症候群、急性骨髄性白血病など

低/基準値 ☆ 肝硬変、肝がんなど

免疫血清検査

interleukin-6
インターロイキン6〈IL-6〉
IL-6 が上昇するような炎症性疾患の病態を評価する
検査方法｜EIA 発光法、CLEIA、ELISA などがある

基準値 4.0 pg/mL（CLEIA）

異常値を示すおもな疾患や原因

高/基準値 ★ 自己免疫疾患、関節リウマチ（RA）、キャッスルマン病、急性（慢性）炎症性疾患、多クローン性 B 細胞異常など

260　単位の読み方 ▶fmol/mL：フェムトモルパーミリリットル

interleukin-2 receptor
インターロイキン2レセプター〈IL-2R〉
(可溶性インターロイキン2レセプター〈sIL-2R〉)

悪性リンパ腫やリウマチ性疾患などが疑われるときに用いられる

検査方法｜CLEIA、EIA、ELISA などがある

基準値 **122～496 U/mL（CLEIA）**

異常値を示すおもな疾患や原因

★ 成人T細胞性白血病（ATL）、急性リンパ球性白血病（ALL）、非ホジキンリンパ腫、悪性リンパ腫、後天性免疫不全症候群（AIDS）、間質性肺炎、全身性エリテマトーデス（SLE）、慢性関節リウマチ、ベーチェット病、川崎病、肺結核、多発性骨髄腫、急性および慢性白血病、膠原病、自己免疫性疾患など

interferon
インターフェロン〈IFN〉

感染症や自己免疫疾患などの病態を評価する

検査方法｜RIA固相法（IFN-α）、EIA（IFN-β・IFN-γ）などがある

基準値 IFN-α：**10 IU/mL以下**　IFN-β：**6 IU/mL以下**
IFN-γ：**0.1 IU/mL以下**

異常値を示すおもな疾患や原因

★ IFN-α：急性ウイルス性感染症、敗血症、後天性免疫不全症候群（AIDS）、全身性エリテマトーデス（SLE）など

★ IFN-β：AIDS、HIVキャリア、川崎病など

★ IFN-γ：敗血症、SLE、関節リウマチ（RA）、クローン病、サルコイドーシス、川崎病、AIDS、HIVキャリアなど

単位の読み方 ▶ U/mL：ユニットパーミリリットル、IU/mL：アイユーパーミリリットル

免疫血清検査

blood groups test
血液型検査
不適合輸血を防ぐために血液型を判定する

検査方法 | ABO式、Rh式、MN式、P式などがある

異常値を示すおもな疾患や原因

基準値
ABO式：**A型、B型、O型、AB型**
Rh式　：**Rh＋（陽性）、Rh－（陰性）**

★ ABO式血液型判定　　　●＝凝集する、○＝凝集しない

血液型	試験	オモテ試験 （赤血球表面の抗原）		ウラ試験 （血清中の抗体）	
	反応試薬	抗A血清	抗B血清	A型赤血球	B型赤血球
A型		●	○	○	●
B型		○	●	●	○
O型		○	○	●	●
AB型		●	●	○	○

★ Rh式血液型判定（反応試薬：抗D血清）

Rh＋（陽性）	赤血球にRh抗原（D抗原）をもつ
Rh－（陰性）	赤血球にRh抗原（D抗原）をもたない

 ### この検査について

▶ 輸血の際、血液が適合しないと、赤血球が凝固したり溶血したりし、生命の危険に及ぶおそれがある。そのような輸血事故を防ぐための検査。

▶ ABO式には上記のとおりオモテ試験とウラ試験があり、両方の検査結果の一致を見て血液型を判定する。通常Rh式も検査する。

用語解説 ▶ **凝集**：細胞が集まり塊（かたまり）になること。
関連項目 ▶ 交差適合試験（p263）

免疫血清検査

cross matching test

交差適合試験（血液交差試験）
輸血副作用を防ぐために実施する検査

| 検査方法 | 生理食塩水法、ブロメリン法、アルブミン法、血清法、クームス法（間接抗グロブリン法）など |

異常値を示すおもな疾患や原因

基準値 陰性（－）：凝集・溶血がない

★ 判定例　●＝凝集または溶血、○＝非凝集または非溶血

主試験	副試験	自己対照	判定
○	○	○	適合
○	●	○	不適合
●	○	○	不適合

この検査について

▶ 溶血性輸血副作用を防ぐために、抗体（不規則性抗体）の有無を調べる検査。

▶ 主試験（患者［受血者］血清＋供血者血球）、副試験（患者［受血者］血球＋供血者血清）に加えて、自己抗体検出のために、自己対照も行う。

知っておきたいこと

▶ 主試験、副試験の２つの試験ともに、凝集や溶血が起こらなければ、輸血可能と判定される。

▶ 主試験で凝集がみられる場合は、患者血清中に不規則性抗体の存在が疑われる。

▶ ２試験ともに陰性の輸血用血液がない緊急の場合などは、主試験が陰性の血液を輸血することが許される。

用語解説 ▶ **溶血**：赤血球が破壊されヘモグロビンが血球外に溶け出す現象。
関連項目 ▶ 不規則性抗体（p264）、クームス試験（p265）

免疫血清検査

irregular antibody

不規則性抗体

不適合輸血を防止する

検査方法 | 生理食塩水法、アルブミン法、ブロメリン法、間接クームス試験

基準値 不規則性抗体スクリーニング：陰性（－）
不規則性抗体同定：基準値なし

この検査について

- ▶ 不規則性抗体とは、抗A抗体・抗B抗体以外の、抗D抗体や抗E抗体などの赤血球抗体のこと。
- ▶ 不規則性抗体をもつ患者に、その抗体をもつ血液型の赤血球を輸血すると、溶血性輸血副作用を起こす可能性がある。その副作用を防ぐために、不規則性抗体の有無を事前に確認する必要がある。
- ▶ 何度も輸血する場合は、不規則抗体が生じることがある。
- ▶ 検査には、そのつど採血した血液を用いること。

知っておきたいこと

- ▶ 不規則性抗体の有無を調べ、適合血を確保し、輸血時の副作用を防止する。
- ▶ 不規則性抗体をもっていても、交差適合試験で異常がなければ輸血が可能だが、注意が必要である。
- ▶ 妊婦に対して、不規則性抗体検査を行う場合は、新生児溶血性疾患へのおそれが予測でき、対応準備が可能である。

免疫血清検査

Coombs' test(anti globulin test)

クームス試験（抗グロブリン試験）

溶血性貧血の診断、輸血時の交差適合試験などで用いる

検査方法｜直接法、間接法などがある

異常値を示すおもな疾患や原因

★ 自己免疫性溶血性貧血（AIHA）
★ その他：全身性エリテマトーデス（SLE）、シェーグレン症候群（SS）、悪性リンパ腫、エバンス症候群、白血病、新生児溶血性疾患、寒冷凝集素症、輸血の副作用などによる続発性溶血性貧血、各種がんなど

基準値 陰性（－）

この検査について

▶ クームス試験（抗グロブリン試験）は、血中に溶血を引き起こす不完全抗赤血球抗体が存在するかどうかを調べる検査。

直接法 赤血球が生体内で、不完全抗体ですでに吸着されているかどうかを調べる方法。おもに自己抗体の検出に行われる。

間接法 血清中に遊離の不完全抗体が存在するか否かを調べる方法で、おもに輸血検査関連で行われる。

知っておきたいこと

▶ 陽性（＋）の場合は、不完全抗赤血球抗体が産生され溶血が起こっていると考えられる。

▶ 薬剤の影響で陽性を示すことがあるので、血中ビリルビン値の上昇や、網赤血球数の増加などとあわせて判断する。

関連項目 ▶ ビリルビン（p78）、網赤血球数（p142）、血液型検査（p262）　　265

免疫血清検査

sialylated carbohydrate antigen KL-6(mucinous glycoprotein KL-6)

シアル化糖鎖抗原KL-6〈KL-6〉

間質性肺炎の病態や活動を診断する

検査方法｜ EIA、ECLIA、CLEIA、ラテックス凝集比濁法などがある

異常値を示すおもな疾患や原因

高

★間質性肺炎、特発性間質性肺炎（IIP）、特発性肺線維症、サルコイドーシス、膠原病関連間質性肺炎、過敏性肺臓炎、放射線肺臓炎、肺胞タンパク症、ニューモシスチス肺炎、びまん性汎細気管支炎など

★その他：乳がん、膵がんなど

基準値 ▶ **500** U/mL未満

🐰 この検査について

▶シアル化糖鎖抗原KL-6（KL-6）は、肺胞上皮細胞などに出現する、シアル化糖タンパク抗原である。

▶肺胞上皮が冒される間質性肺炎症例の血中で、KL-6値が高値を示す。

🐹 知っておきたいこと

▶KL-6の測定で、間質性肺炎の病勢や程度を把握することができるほか、間質性肺炎と非間質性肝炎の鑑別にも有用。

▶膠原病関連間質性肺炎の活動期にも高値が認められる。

▶活動性の間質性肺炎は、非活動性に比べ有意に高値を示す。

▶病勢を反映して、測定値が変動するので、重症度判定や治療経過観察にも有用。

関連項目 ▶C反応性タンパク (p98)、サーファクタントプロテインA/サーファクタントプロテインD (p267)

免疫血清検査

surfactant protein A / surfactant protein B

サーファクタントプロテインA〈SP-A〉/サーファクタントプロテインD〈SP-D〉

間質性肺炎の病態や活動を診断する

検査方法 | ELISA、EIAなどがある

異常値を示すおもな疾患や原因

★ 特発性間質性肺炎（IIP）、膠原病関連間質性肺炎、肺胞タンパク症、過敏性肺臓炎、特発性肺線維症、サルコイドーシス、肺結核、びまん性汎細気管支炎、慢性肺気腫、気管支拡張症、塵肺、細菌性肺炎など

★ その他：気管支喘息、喫煙など

基準値
SP-A：**15〜34.2** ng/mL
（カットオフ値：43.8ng/mL）
SP-D：**110** ng/mL未満

この検査について

▶ サーファクタントプロテインA（SP-A）およびサーファクタントプロテインD（SP-D）は、リン脂質-タンパク複合体の一種。

▶ SP-A、SP-D、シアル化糖鎖抗原KL-6（KL-6）は、いずれも肺胞上皮細胞に由来するため、いずれか1つだけを測定すればよい。

知っておきたいこと

▶ 間質性肺炎症例の血中でSP-AおよびSP-Dは高値を示す。そのことから、間質性肺炎と非間質性肝炎の鑑別にも有用。

単位の読み方 ▶ng/mL：ナノグラムパーミリリットル
関連項目 ▶シアル化糖鎖抗原KL-6（p266）

免疫血清検査

type IV collagen
IV型コラーゲン
肝線維化の進行程度を把握する

検査方法 | EIA、ラテックス凝集比濁法などがある

基準値 **150** ng/mL以下

異常値を示すおもな疾患や原因

★ 急性肝炎、慢性肝炎、肝硬変、アルコール性肝障害、肝細胞がんなど

★ その他：血管合併症、腎症などの血管障害を伴う糖尿病など

＊ 急性肝炎＜慢性肝炎＜肝硬変＜肝細胞がん。

免疫血清検査

type IV collagen 7S
IV型コラーゲン7S
肝線維化の進行程度を把握する

検査方法 | RIA（2抗体法）などで調べる

基準値 **6** ng/mL以下

異常値を示すおもな疾患や原因

★ 慢性肝炎、アルコール性肝障害、肝硬変、肝細胞がん、骨髄線維症、急性肝炎、肺がん、糖尿病、妊娠、甲状腺機能亢進症、劇症肝炎など

＊ IV型コラーゲン7Sは肝線維化がある程度進行してから測定値が増加し、肝線維化の程度に最も相関すると考えられている。

用語解説 ▶ 肝線維化：肝内で線維が異常に増加した状態をいう。
単位の読み方 ▶ ng/mL：ナノグラムパーミリリットル

免疫血清検査

hyaluronic acid
ヒアルロン酸〈HA〉
慢性肝疾患の肝線維化の経過観察などに有用

検査方法 | SBPA法、LBA法などがある

基準値 **50 ng/mL以下**（肝硬変判定＝130ng/mL以上）

異常値を示すおもな疾患や原因

★ アルコール性肝障害、慢性肝炎、肝硬変、全身性エリテマトーデス（SLE）、ウェルナー症候群、関節リウマチ（RA）、敗血症など

＊肝硬変と非肝硬変の鑑別に特に有用。

免疫血清検査

procollagen Ⅲ peptide
プロコラーゲンⅢペプチド〈P-Ⅲ-P〉
肝臓などの線維化の病勢を把握する

検査方法 | RIA固相法（IRMA）などで調べる

基準値 **0.3〜0.8 U/mL**

異常値を示すおもな疾患や原因

★ 肝硬変、ウイルス性肝炎、肝細胞がん、慢性活動性肝炎、アルコール性肝障害、間質性肺炎、サルコイドーシス、慢性腎不全、急性肝炎、関節リウマチ（RA）、骨髄線維症、悪性腫瘍など

＊慢性肝炎において、活動性と相関する。肝硬変に肝がんの合併があると著しく測定が上昇する。

用語解説 ▶ウェルナー症候群：先天性のヒアルロン酸代謝異常。
単位の読み方 ▶U/mL：ユニットパーミリリットル

免疫血清検査

type Ⅰ collagen cross-linked N-telopeptides
Ⅰ型コラーゲン架橋N-テロペプチド〈NTx〉

悪性腫瘍における骨転移や骨粗鬆症を診断する

検査方法 | ELISAなどで調べる

異常値を示すおもな疾患や原因

★ 骨粗鬆症、骨軟化症、悪性腫瘍の骨転移（乳がん、肺がん、前立腺がん）、ページェット病、甲状腺機能亢進症など

★ その他：機能亢進症、脊椎骨折など

基準値

血清：
- 閉経前女性　7.5〜16.5 nmol BCE/L
- 閉経後女性　10.7〜24.0 nmol BCE/L
- 男性　9.5〜17.7 nmol BCE/L

尿：
- 閉経前女性　8〜70 nmol BCE/mmol・Cre
- 閉経後女性　14〜100 nmol BCE/mmol・Cre
- 男性　13〜73 nmol BCE/mmol・Cre

この検査について

▶ Ⅰ型コラーゲンは、骨の有機基質の90％以上を占める主要構成タンパク。骨吸収によりⅠ型コラーゲンが分解され、血中に放出され、尿中に排泄される。

知っておきたいこと

▶ NTx値は骨組織の骨吸収状態を反映している。
▶ 骨吸収亢進をきたす代謝性骨疾患がある場合は高値を示す。

用語解説 ▶BCE：骨コラーゲン相当量（Bone Collagen Equivalents）。
単位の読み方 ▶nmol：ナノモル、mmol：ミリモル

cross-linked carboxyterminal telopeptide of type I collagen
Ⅰ型コラーゲンC末端テロペプチド〈CTx、ⅠCTP〉

転移性骨腫瘍の診断に有用

| 検査方法 | RIA（2抗体法）などで調べる |

異常値を示すおもな疾患や原因

★ 悪性腫瘍の骨転移（乳がん、肺がん、前立腺がん）、がん性高カルシウム血症、慢性腎不全、ページェット病、腎不全、副甲状腺機能亢進症、甲状腺機能亢進症など

基準値 **5 ng/mL未満** ＊カットオフ値として4.5ng/mL、5.5ng/mLも用いられている。

この検査について

▶ Ⅰ型コラーゲンC末端テロペプチド（CTx、ⅠCTP）は、Ⅰ型コラーゲンの分解産物で、C末端部分とピリジノン（pyr）またはデオキシピリジノリン（D-pyr）架橋を含むペプチドのことをさす。

▶ 悪性腫瘍と診断されている患者の、骨転移の有無を調べるための検査。

知っておきたいこと

▶ 悪性腫瘍骨転移や甲状腺機能亢進で、CTx値が高値になる。
▶ CTxは、腎疾患、肝疾患でも増加する。
▶ 骨に対する特異性は、Ctx（ⅠCTP）よりも、Ⅰ型コラーゲン架橋N-テロペプチド（NTx）のほうが高いと考えられている。

関連項目 ▶ Ⅰ型コラーゲン架橋N-テロペプチド(p270)、尿中ピリジノリン／尿中デオキシピリジノリン(p272)

免疫血清検査

pyridinoline, urinary deoxypyridinoline

尿中ピリジノリン〈PYD, Pyr〉
尿中デオキシピリジノリン〈D-Pyr, Dpd〉

骨吸収疾患・骨転移・骨粗鬆症を診断する

検査方法 | ELISA、EIA、CLEIA などがある

異常値を示すおもな疾患や原因

★ 悪性腫瘍の骨転移、骨粗鬆症、甲状腺機能亢進症、代謝性骨疾患（ベーチェット病など）、肝疾患など

★ その他：ステロイド薬使用者

基準値
- PYD ： 12.5～41.9 nmol/mmol・Cr
- E-Pyr： 男性 2.1～5.4 nmol/mmol・Cr
- 閉経前女性 2.8～7.6 nmol/mmol・Cr
- 閉経後女性 2.1～8.4 nmol/mmol・Cr

この検査について

- PYD、PyrとD-Pyr、Dpdは、骨基質の主要構成成分であるⅠ型コラーゲンの分子間の成熟架橋の1つ。
- PYDは骨・軟骨以外の多くの結合組織にも存在するが、D-Pyrは骨・歯に局在するので、骨特異性が高い。よって、D-Pyrを骨代謝マーカーとして使用することが多い。

知っておきたいこと

- 骨吸収によりコラーゲンが分解されるとPYDとD-Pyrが放出される。尿中PYDとD-Pyrを測定することにより、骨組織の骨吸収程度を知ることができる。

関連項目 ▶ Ⅰ型コラーゲン架橋N-テロペプチド(p270)、Ⅰ型コラーゲンC末端テロペプチド(p271)

腫瘍マーカー
carcinoembryonic antigen

CEA（がん胎児性抗原）

がんのスクリーニング（おもに消化器系がん）、治療後の転移や再発の有無

検査方法 ｜ RIA法、EIA法などがある

異常値を示すおもな疾患や原因

★ 胃がん、食道がん、肺がん、大腸がん、直腸がん、胆道がん、肝臓がん、膵臓がん、乳がん、卵巣がん、甲状腺がんなど

★ 良性での偽陽性：
胃潰瘍、肺炎、結核、気管支炎、肝炎、肝硬変、膵炎、胆石、十二指腸潰瘍、甲状腺機能低下症、喫煙など

＊高値が顕著な場合は、他臓器への転移が考えられる。

基準値 5.0 ng/mL以下

この検査について

▶ CEA（がん胎児性抗原）は、胎児の消化器組織だけにみられる糖タンパク。出生後にはほとんどなくなるが、大腸がんになると血液中に増加する。

▶ CEAは、肺がん、胆道がん、膵臓がんでも高値を示す。

知っておきたいこと

▶ がんの有無や治療成績の判定、治療後の転移や再発の早期発見に使われるが、良性疾患でも陽性を示す。

単位の読み方 ▶ ng/mL：ナノグラムパーミリリットル

腫瘍マーカー

afetoprotein
AFP（α・フェトプロテイン）

原発性肝臓がんの判定（おもに慢性肝炎患者）、治療後の再発の有無

検査方法 | RIA法などがある

異常値を示すおもな疾患や原因

★**原発性肝臓がんに対する特異性が高い**

3000 ng/mL以上　　　：95％が原発性肝臓がん

200〜3000 ng/mL：75％が原発性肝臓がん

20〜200 ng/mL　　　：原発性肝臓がんである可能性は低い（陰性であっても原発性肝臓がんの例もある）

★**おもな疾患：**

慢性肝炎、急性肝炎、肝芽腫、肝硬変、回復期の劇症肝炎、転移性肝臓がん、睾丸腫瘍など

基準値 **10 ng/mL以下**

この検査について

▶ AFP（アルファ・フェトプロテイン）は胎児の血液中に多く含まれるタンパク質。生後1か月くらいでほぼ底をつくが、原発性肝がんでは多くの患者で数値が上昇するので、肝臓がんの腫瘍マーカーとして重要。

▶ 肝臓がんの大きさは検査値に比例しない。

知っておきたいこと

▶ 数値の上昇が軽度な場合は、3か月ごとの測定で様子をみる。

単位の読み方 ▶ng/mL：ナノグラムパーミリリットル

腫瘍マーカー

protein induced by vitamin K absence-Ⅱ
PIVKA-Ⅱ
（ピブカ ツー）

肝臓がんの判定、治療後の転移や再発の有無

検査方法 │ ECLIA法などで調べる

異常値を示すおもな疾患や原因

★ 肝細胞がん、転移性肝臓がん。また、肝内胆汁鬱滞による
ビタミンK欠乏症

★ その他：
慢性肝炎、急性肝炎、肝硬変、劇症肝炎、肝管細胞がん、閉塞性黄疸、ビタミンK拮抗薬やセフェム系抗生物質などの投与時

高

基準値 **40** mAU/mL未満

この検査について

▶ PIVKA-Ⅱはビタミン K 依存性凝固タンパクの１つであるプロトロンビンの異性体。ビタミン K 欠乏時に肝臓でつくられる異常プロトロンビンだが、肝臓がんでも出現するため、腫瘍マーカーとして使われる。

▶ 腫瘍のサイズが大きいほど検査値も上昇する。

知っておきたいこと

▶ 肝細胞がん、ビタミンK欠乏状態。

単位の読み方 ▶ mAU/mL：ミリエーユーパーミリリットル

腫瘍マーカー

carbohydrate antigen 19-9
CA19-9
消化器系がん、特に膵臓がんの判定、治療効果の観察

検査方法 │ CLEIA 法、RIA 法、酵素免疫法などがある

異常値を示すおもな疾患や原因

★ **膵臓がん、胆管がん、胆嚢がん（陽性率 60 ～ 80％）**
★ **胃がん、大腸がん、原発性肝臓がん（陽性率 20 ～ 50％）**
＊膵臓がん、胆道系のがんで閉塞性黄疸を合併していると異常高値を示す。
＊胆石症、肝炎、肝硬変、膵炎、胆道炎などでは、軽度の上昇（37 ～ 100U/mL）を示す。

高

基準値 **37 U/mL以下**

この検査について

▶ 初期にはあらわれにくいので、早期発見には向かない。
▶ 診断の補助や治療効果の観察、再発の有無の診断に役立つ。
▶ 膵がんの腫瘍マーカーとして使われるが、他臓器のがんや、肝・胆道系の良性疾患でも高値となることがあるので、黄疸の有無や AFP、CEA と組み合わせて検査する。

知っておきたいこと

▶ 消化器系のがんで高い陽性率を示す腫瘍マーカー。特に膵臓がんで高率にあらわれる。
▶ 10 ～ 20 歳代の女性や妊婦は、やや高値の数値になりやすい。

単位の読み方 ▶ U/mL：ユニット・パー・ミリリットル

腫瘍マーカー

その他の腫瘍マーカー

補助的な診断で、腫瘍の存在を調べたりするほか、治療効果の判定に生かされる

腫瘍マーカー名	基準値	陽性率の高い疾患
DUPAN-2 （膵がん関連 糖タンパク抗原）	**15** U/mL以下	膵臓がん、胆道系がん、肝臓がん、胃がん、大腸がん、卵巣がんなど
SLX 〈sialyl lewis X-i antigen〉	**38** U/mL以下	肺腺がん、胃がん、肝臓がん、胆嚢がん、子宮がん、卵巣がん、膵臓がん、慢性リンパ性白血病など
エラスターゼ 〈Elastase〉	**300** ng/mL以下	膵臓がん。ほかに急性・慢性の膵炎
STN （シアリルTn 抗原） 〈sialyl Tn antigen〉	**45** U/mL以下	卵巣がん、子宮頸がん、すい臓がん、胆道がん、肺がん、胃がん、大腸がんなど
CYFRA21-1 〈cytokeratin 19 fragment〉	**2** ng/mL以下	肺がん、卵巣がん、乳がん（再発）、肝臓がんなど
NSE （神経細胞特異 エノラーゼ） 〈neuron specific enolase〉	**16.3** ng/mL以下	卵巣がん、乳がん、胃がん、大腸がん、肝臓がんなど
ProGRP 〈gastrin-releasing peptide precursor〉	**80** pg/mL以下	肺小細胞がん、甲状腺髄様がん、神経内分泌系腫瘍など
SCC 〈squamous cell carcinoma antigen〉	**1.5** ng/mL以下	子宮頸がん、肺がんの扁平上皮がん、外陰がん、腟がん、卵巣がん、肛門がん、食道がんなど

3 ルーチン検査に追加する検査

腫瘍マーカー

CA19-9 ● その他の腫瘍マーカー

CA50〈carbohydrate antigen 50〉	**40** U/mL 以下	膵臓がん、胆管がん、胆嚢がん、肺がん、胃がん、大腸がんなど
CA125〈carbohydrate antigen 125〉	閉経前女性 **40** U/mL 以下 閉経後女性 男性 **35** U/mL 以下	卵巣がん、肝臓がん、膵臓がん、胆嚢がん、肺がんなど
CA15-3〈carbohydrate antigen 15-3〉	**27** U/mL 以下	乳がん、子宮がん、卵巣がんなど
BCA225〈breast carcinoma-associated antigen 225〉	**160** U/mL 未満	乳がんなど
NCC-ST-439〈Nation Cancer Center-Stomach-439〉	50歳以上の女性 男性 **4.5** U/mL 以下 49歳以下の女性 **7** U/mL	肺小細胞がん、神経芽細胞腫、褐色細胞腫、神経内分泌系腫瘍、甲状腺髄様がん、乳がん、卵巣がんなど
抗p53抗体	**1.3** U/mL 以下	乳がん、大腸がん、食道がん、肺がん、子宮がんなど
PSA〈prostate-specific antigen〉	**4** ng/mL 以下	前立腺がん、前立腺肥大、前立腺炎など
フリーPSA〈free prostate-specific antigen〉	**0.25** ng/mL 以上	前立腺がんなど
トータルPSA比〈total prostate-specific antigen〉	[トータルPSA] **4** ng/mL [フリーPSA/トータルPSA] **26.4** %以下	前立腺がん
γ-Sm〈γ-seminoprotein〉	**4** ng/mL 以下	前立腺がんなど

腫瘍マーカー

疾患名からみる
おもな腫瘍マーカー

疾患名	使われる腫瘍マーカー
肺がん	SLX、CA19-9（腺がん）、SCC（扁平上皮がん）、CYFRA（扁平上皮がん）ＮＳＥ、ProGRP（小細胞がん）
胃がん	CEA、CA19-9、CA72-4
肝細胞がん	AFP、PIVKA-Ⅱ
肝内胆管がん	CEA、CA19-9
胆嚢・胆管がん	CEA、CA19-9、Span-1
膵臓がん	CEA、CA19-9、Span-1、SLX、エラスターゼ1
直腸・結腸がん	CEA、CA19-9
乳がん	CEA、CA15-3、CA72-4、BCA225、CYFRA
子宮がん	SCC、CA125
卵巣がん	SLX、CA125、CA15-3、CA72-4、CYFRA
食道がん	CEA、SCC、CA19-9
甲状腺がん	CEA、カルシトロン
前立腺がん	PSA
精巣腫瘍	AFP

3 ルーチン検査に追加する検査

腫瘍マーカー

その他の腫瘍マーカー ● 疾患名からみるおもな腫瘍マーカー

穿刺液

髄液・関節液・胸水・腹水

穿刺によりたまった水を抜き、成分を調べる

検査方法 | 腰椎穿刺、関節穿刺、肋間穿刺、腹壁穿刺などがある

髄液

検査方法	腰椎穿刺
基準値	外観：水様透明　髄液圧：60〜180mmH₂O 細胞数　　　：5個/μL以下 髄液タンパク：15〜45 mg/dL 髄液糖　　　：50〜80 mg/dL 培養検査　　：陰性（−）
おもな疾患や原因	くも膜下出血、髄膜炎、脳炎、多発性硬化症、ギランバレー症候群、糖尿病、サルコイドーシスなど

関節液

検査方法	関節穿刺
基準値	外観：無色〜淡黄色　　粘稠度：高い 白血球数：60〜200/μL以下
おもな疾患や原因	変形性関節炎、関節リウマチなど

胸水

検査方法	肋間穿刺
基準値	ADA：50IU/L以上（結核性胸膜炎） リウマチ因子：320倍以上（関節リウマチ）
おもな疾患や原因	ほかに胸膜炎、心不全、腎不全、肝不全、全身性エリテマトーデスなど

腹水

検査方法	腹壁穿刺
おもな疾患や原因	腹膜炎、肝硬変、心不全、卵巣腫瘍、十二指腸潰瘍など

用語解説 ▶ ADA：アデノシンデアミナーゼ

遺伝子検査

遺伝子を解析して、病気の原因や遺伝性疾患、体質などを調べる

「遺伝子検査」という名称は、遺伝子関連検査標準化委員会の提案により、「遺伝子関連検査」と呼ばれるようになっている

遺伝子検査の種類

▶ 遺伝子検査は、その目的によって次のような3つの検査に大別される。

種類	目的
病原体遺伝子検査 （病原体核酸検査）	感染症の原因となるウイルスや細菌など病原体のDNA、あるいはRNAを検出・解析する
体細胞遺伝子検査	がん細胞特有の遺伝子の異常を検出し、病状とともに変化する一時的な遺伝子情報を明らかにする
遺伝学的検査 （生殖細胞系列遺伝子検査）	そのヒトがもっている遺伝子の特徴を調べる

病原体遺伝子検査（病原体核酸検査）

[対象となる病気]

▶ 肝炎ウイルス（HCV、HBV）、HIVウイルス、結核菌、クラミジア、淋菌など。

[おもな検体]

▶ 病原体の種類ごとに感染する臓器が異なるため、検体の選択が重要（次ページの表を参照）。

[感染症の拡散検査における病原体ごとの検体]

病原体	検体
HCV、HBV、HIV	血清、血漿
インフルエンザウイルス	鼻咽頭ぬぐい液
ノロウイルス	便、吐瀉物、胃液
HPV	子宮頸部擦過物、ぬぐい液
結核菌	体液：喀痰、気管支肺胞洗浄液、胸水、腹水、膵液、心嚢液、尿、脳脊髄液、血液など 組織：リンパ節、肺、皮膚、腸管など
クラミジア・トラコマチス、淋菌	尿（男性）、患部（泌尿器、子宮頸部）ぬぐい液

 ## 体細胞遺伝子検査

[対象となる病気]
▶ 白血病、悪性リンパ腫、固形腫瘍など。

[おもな検体]
▶ 血液（白血球）、固形組織、胸水、腹水、骨髄、心嚢液、膵液、喀痰、気管支肺胞洗浄液、尿（沈渣）、リンパ節、固形組織など。
▶ 白血球では、末梢血、骨髄などを用いる。
▶ 悪性リンパ腫では、腫大したリンパ節を用いる。
▶ がんでは、がん組織、組織由来の体液を用いる。

 ## 遺伝学的検査（生殖細胞系列遺伝子検査）

[対象となる病気、病態]
▶ 単一遺伝子疾患、多因子疾患、薬物の効果・副作用・代謝など。

[おもな検体]
▶ 血液（白血球）、口腔粘膜細胞など。

用語解説 ▶心嚢液：心臓のまわりをとりかこむ心嚢（しんのう）と心臓の間に貯留する液体。

第 4 章

感染症の検査

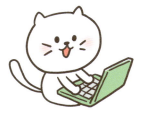

感染症の検体の取り扱い方

正しい検査結果のために、検体の採取、保存、輸送を正確に行う

検体は正しく安全に取り扱う

▶ 検体を採取したら、乾燥を防ぎ、速やかに検査室へ届ける。

各検体の取り扱い

血液培養	● 血液培養専用ボトルを2セット（1セット：好気用1本と嫌気用1本）用意し、無菌的手技で行う
	● ボトルを冷蔵・冷凍しない
咽頭から採取した検体	● 滅菌綿棒で扁桃腺膿栓、発赤部分の粘液を採取
	● ただちに密封。すぐに培養できない場合、4℃で保存
喀痰	● 滅菌喀痰を用いる
	● 4℃で冷蔵し、できるだけ早く検査を行う
尿	● 滅菌カップか滅菌試験管を用いて、無菌的手技で採取
	● 自然排尿では中間尿を5〜10mL（尿沈査には最低10mL）採取
	● 尿道カテーテルからでは、新鮮な尿を採取する
	● 検体の輸送・保存は4℃で冷蔵
血管内留置カテーテルから採取した検体	● 滅菌試験管を用いて、無菌的手技で採取
	● カテーテルは5cm（最低3cm）必要
	● 滅菌試験管にカテーテル先端を入れ、ただちに密封し、4℃で冷蔵
穿刺液	● 滅菌試験管を用い無菌的手技で可能な限り多量に採取
	● 多くの場合、4℃で冷蔵する
組織	● 滅菌カップを用いて、無菌的手技で採取
	● 検体の輸送・保存は多くの場合、4℃で冷蔵

用語解説 ▶ **膿栓**：扁桃腺についている白くてsにおいのする玉。くしゃみや咳（せき）で飛び出すことがある。

迅速検査法について

感染症の原因となる微生物を迅速に同定する方法

おもな迅速診断法

▶感染症などの早期診断のために用いられる迅速診断法には以下のようなものがある。

顕微鏡的観察	グラム染色、抗酸菌染色、真菌のKOH染色
免疫学的方法	イムノクロマトグラフィー法、ラテックス凝集法
分子生物学的検出法	DNAプローブ法、PCR（遺伝子増幅）法

▶おもな抗原と検体は以下のとおり。

各種迅速検査法の概要

	目的菌種および抗原	おもな検体		目的菌種および抗原	おもな検体
呼吸器感染症	A群溶連菌抗原	咽頭粘液、扁桃腺膿栓	消化器感染症	ロタウイルス抗原	便
	インフルエンザウイルス抗原	上咽頭ぬぐい液、鼻腔吸引液、咽頭粘液		ノロウイルス抗原	便
	RSウイルス抗原	鼻咽腔分泌物、鼻汁		ヘリコバクター抗原、抗体	血清、血漿、全血、尿（抗体）
					便（抗原）
	マイコプラズマIgM（ELISA法）	血清、血漿	眼感染症	アデノウイルス抗原	角膜、結膜ぬぐい液
	マイコプラズマ抗原	咽頭ぬぐい液	血液媒介感染症	B型肝炎ウイルス：HBs抗原	血清
	肺炎球菌抗原	尿		C型肝炎ウイルス：HCV抗体	血清
	レジオネラ抗原	尿		HIV抗体	血清、血漿

用語解説 ▶真菌：カビ、酵母（こうぼ）など。真菌症には白癬（はくせん）菌症、カンジダ症などがある。

肝炎ウイルス
hepatitis A virus

A型肝炎ウイルス〈HAV〉

A型肝炎ウイルスの感染の有無、および感染の程度の確認

検査方法 | 血清中のHAV抗体価の測定

異常値を示すおもな疾患や原因

陽性
- ★ IgM型が陽性を示す場合：初感染の急性A型肝炎
- ★ IgG型が陽性、IgM型が陰性を示す場合：A型肝炎の既往、B・C型肝炎を否定できない。

基準値 陰性（－）

🐻 この検査について

▶ A型肝炎ウイルス（HAV）は小型のRNAウイルス。
▶ ウイルスに汚染された貝類や飲料水などからの経口感染、もしくは感染者の便や血液に触れることからも感染する。
▶ 肝炎の症状が出た時点でIgM型はほぼ陽性反応を示す。3～6か月は血液中に存在し、1年近く存在している場合もある。
▶ IgG型は発症後やや遅れて陽性反応を示し、血液中にはほぼ一生存在する。これが免疫となり再感染に備える。

🐻 知っておきたいこと

▶ 発症している肝炎が急性肝炎か、A型肝炎ウイルスによるものかを確認する検査。
▶ 感染すると2～6週間の潜伏期間を経て、肝炎を発症するが、劇症化や慢性化することはほとんどない。

用語解説 ▶ **潜伏期間**：感染してから、発症するまでの期間のこと。

肝炎ウイルス
hepatitis B virus
B型肝炎ウイルス〈HBV〉
B型肝炎ウイルスの感染の有無、および感染の程度の確認

検査方法 | 血清中のHBV抗体価の測定

異常値を示すおもな疾患や原因

陽性

★ 抗原が陽性なら感染中、抗原が陰性で抗体が陽性なら、感染の既往が認められる。

★ HBs抗原・抗体系が陽性：HBV感染患者で現在は感染状態。肝炎が治癒して1～2か月後に出現するが、すでに免疫があり、他人には感染しない。

★ HBc抗原・抗体系が陽性：低値は感染の既往、高値は感染状態。急性B型肝炎はほぼ発症時にIgM型HBc抗体の陽性を認め、2か月過ぎると陰性化する。

★ HBe抗原・抗体系が陽性：HBV感染が強い状態を示す。HBe抗原が陰性化すると肝炎は沈静化し、HBe抗体が出現してくる。

基準値 陰性（－）

この検査について

▶ B型肝炎ウイルス（HBV）は肝障害を起こすウイルスの1つ。
▶ 感染経路は血液・性交・経口。基本はA型肝炎と同じだが、感染者には性交による感染の注意を与えておく。

知っておきたいこと

▶ 慢性化するのは10～20％だが、慢性化すると肝硬変や肝臓がんに移行しやすい。

用語解説 ●感染経路：病原体が未感染の個体に到達し、新たに感染を起こす経路。空気感染、飛沫感染、接触感染、経口感染に大別される。

肝炎ウイルス
hepatitis C virus
C型肝炎ウイルス〈HCV〉

C型肝炎ウイルスの感染の有無の確認

検査方法｜血清中のHCV抗体価の測定

異常値を示すおもな疾患や原因

陽性 ↑

★ **HCV抗体が陽性で、肝障害がある場合：C型肝炎**
★ **HCV抗体は陽性だが、肝機能に異常がなく関連数値も正常なら、C型肝炎のキャリア、もしくは既往ありと判断する。**

基準値 陰性（－）

この検査について

▶ C型肝炎ウイルス（HCV）が引き起こす肝臓の病気。
▶ 感染直後の検査では陰性に出る場合も多い。抗体が血液中に出現するのは感染後1か月を過ぎてからなので、感染が疑われる場合は経時的にHCV抗体を測定する。
▶ 感染経路としては、かつては注射針の使い回しや、現在では輸血も多いため、患者の輸血歴を確認する。また、母子間や性交などからの感染も認められる。
▶ 感染を防ぐため患者の血液や便、吐瀉物の処理に注意する。

知っておきたいこと

▶ C型肝炎は慢性化しやすく、10～20年という時間をかけて、慢性肝炎から肝硬変、肝臓がんへと進行するケースが多い。
▶ がんの発生率はB型肝炎に比べて約5倍ある。

肝炎ウイルス
hepatitis E virus
E型肝炎ウイルス〈HEV〉
E型肝炎ウイルスの感染の有無の確認

| 検査方法 | NAT、RT-PCR、ELISA法などがある |

異常値を示すおもな疾患や原因

陽性
- ★**劇症肝炎**：妊婦は重症化しやすく、とくに妊娠第3期の感染は致死率20%（妊婦以外の感染での致死率は通常1～2%）
- ★**急性肝炎**：黄疸、発熱、悪心、腹痛、肝肥大、肝機能悪化（まれに劇症化）

基準値 陰性（－） ＊無症候性のものから劇症型まで、重症度に幅がみられる。

この検査について

▶ E型肝炎ウイルス（HEV）により起こる肝疾患。
▶ 不顕性感染が多いとされ、6週間程度の潜伏期間を経て発症し、まれに劇症化。とくに妊婦は注意が必要である。
▶ 感染経路は経口感染で、HEVに感染した食肉や水、汚染水で洗浄した野菜や果物の摂取により感染する。
▶ くしゃみなどによる飛沫感染は報告されていないが、輸血による感染は報告されている。
▶ 豚レバーやシカ肉、イノシシ肉などからの感染の報告もあるため、これらの肉の生食は避ける。

知っておきたいこと

▶ 治療方法は急性期の対症療法しかない。劇症型は血漿交換や人工肝補助療法、肝移植など特殊治療が必要になる。

用語解説 ▶**対症療法**：病気の原因に対してではなく、症状に対して行う治療のこと。

ATLV・HIV

human immunodeficiency virus
ヒト免疫不全ウイルス〈HIV〉
ヒト免疫不全ウイルスの感染の有無、AIDSの発症の有無の確認

検査方法 | 酵素抗体法［確認試験］IF法、WB法などがある

異常値を示すおもな疾患や原因

陽性
- ★ 後天性免疫不全症候群（AIDS）：免疫機能の低下で起こる症候群。
- ★ 日和見感染：カリニ肺炎、サイトメガロウイルス感染症、カンジダ症、ヘルペス感染など
- ★ 悪性腫瘍：悪性リンパ腫、カポジ肉腫など
- ★ HIV脳症（痙攣、麻痺など）
- ★ 消耗性症候群：体重減少、下痢など

基準値 陰性（－）

この検査について

▶ HIVは、体内に入ると免疫にかかわるリンパ球の一種である。ヘルパーT細胞に入り込み、ヘルパーT細胞の細胞分裂とともに増殖し、からだの免疫機構を破壊する。

▶ 感染経路は血液、精液、腟分泌液、母乳など。わが国では、血液凝固製剤の投与による血友病患者への感染も知られる。

知っておきたいこと

▶ 発病までは2～3年（約10％）・5～6年（約30％）・7～8年（約50％）の潜伏期間がみられ、15年後にはほぼ全員が発症するといわれる。

▶ 免疫力の低下や性交による感染拡大を防ぐよう指導する。

用語解説 ▶ **日和見感染**：普段は病原性がないか、きわめて低い生物が、宿主の免疫能力が低下したときに感染症を引き起こすこと。

ATLV・HIV
adult T-cell leukemia virus

抗ヒトT細胞白血病ウイルス〈ATLV〉

成人T細胞白血病の原因であるHTLV-1感染の有無の確認

検査方法 | PCR法で行う

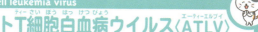

異常値を示すおもな疾患や原因

陽性

★ **HTLV-1が直接引き起こす疾患**
① 成人T細胞白血病　② T細胞型悪性リンパ腫
③ 緩徐進行性炎症性ミオパチー

★ **HTLV-1キャリアによる疾患（合併症として）**
慢性肺・呼吸器疾患、慢性腎不全、皮膚疾患、痙性脊髄麻痺、糞線虫症、非特異的リンパ節腫脹など

＊キャリアによる疾患も、生命予後を左右する危険因子となる。

基準値 ▶ 陰性（−）

この検査について

▶ 成人T細胞白血病は、HTLV-1（成人T細胞白血病タイプ1型）というウイルスによって引き起こされる。
▶ 感染経路は母乳による母子感染や性交、血液感染など。
▶ 発病していなくてもHTLV-1のキャリアである場合も多いため、スクリーニングを目的とする検査にも使われる。
▶ 地域性がみられ、患者・キャリアとも九州・沖縄に多い。

知っておきたいこと

▶ 陽性はキャリアであることを示し、およそ1000人に1人、男性1に対し女性2の割合で、成人T細胞白血病を発症する。

用語解説 ▶ **キャリア**：保菌者ともいわれ、病原微生物を体内にもっている人のこと。

その他

Epstein-Barr virus antibody

EBウイルス抗体〈EBV抗体〉

EBウイルス感染の有無、および感染の程度や症状の確認

検査方法 | 蛍光抗体法などで行う

異常値を示すおもな疾患や原因

★ 抗体はVCA抗体、EA抗体、EBNA抗体の3つに大別される。
★ VCA-IgA・IgG抗体が陽性、EBNA抗体が陰性：
　上咽頭がん　　　　　　　　＊VCA-IgA抗体は上咽頭がんの特異体。
★ VCA-IgG抗体、EA-DR-IgG抗体が陽性：
　慢性活動性EBウイルス感染症
★ VCA-IgG・IgM抗体が陽性、EBNA抗体が陰性：
　伝染性単核球症（急性期）

高

基準値 ▶ 10倍未満

この検査について

▶ EBウイルスは伝染性単核球症の病原ウイルス。2～3歳までに70％ほどが感染し、成人では95％以上が感染している。

▶ おもな感染経路は唾液で、通常は感染してもリンパ球に潜んでいるが、からだの抵抗力が下がると発熱やリンパ節の腫れなどを起こす。

▶ EBウイルス関連の疾患ではウイルス抗体検査を組み合わせて行い、感染時期を推定する。

知っておきたいこと

▶ 検査値は一過性の性質をもつので、急性期、4～6週の回復期、必要ならさらに数か月後と複数回の結果をみて判断する。

用語解説 ▶ 伝染性単核球症：EBウイルスの急性感染症。急な高熱、喉（のど）の痛み、リンパ節の腫（は）れ、発疹（ほっしん）などが生じる。

292

その他
cytomegalovirus

サイトメガロウイルス〈CMV〉

サイトメガロウイルスの感染の有無、および感染時期の推定

| 検査方法 | CMV抗体検査などがある |

異常値を示すおもな疾患や原因

基準値　陰性（－）

- ★ **IgM陰性、IgG陰性**：過去、現在ともにCMV未感染
- ★ **IgM陰性、IgG陽性**：過去の感染歴、免疫を保持している。
- ★ **IgM陽性、IgG陰性**：感染初期
  ＊初感染後すぐはIgGは陰性だが時間とともに陽性に変わる。
- ★ **IgM陽性、IgG陽性**：比較的最近の感染
  ＊初感染か、再感染あるいは再活性化は判別できない。

この検査について

▶ サイトメガロウイルスの感染経路は母乳や唾液、尿、性行為など。感染しても健康な人なら症状は出ないが（不顕性感染）、初感染の妊婦や、妊婦の免疫力がひどく低下した場合は、胎児への感染が起こる場合もある。

▶ 妊婦以外も臓器移植時やAIDSの発症時など、免疫が高度に低下した場合は、肺炎を発症する。

知っておきたいこと

▶ 胎児に起こる異常としては高度の難聴（進行性）、痙攣、黄疸、呼吸障害など。先天性のほか後天性で起こる場合もある。

▶ 妊娠時に上の子どもとのスプーンの共用から妊婦が感染することもあるので、妊娠時は共用を避けることが望ましい。

用語解説 ▶ **不顕性感染**：病原菌などに感染していても症状が出現しないこと。

その他
mumps virus antibody

ムンプスウイルス抗体

ムンプスウイルスの感染の有無の確認

検査方法 | EIA法などがある

異常値を示すおもな疾患や原因

↑高
- ★ 無菌性髄膜炎、髄膜脳炎
- ★ 睾丸炎、卵巣炎、膵炎
- ★ 難聴、耳下腺炎、唾液腺の腫脹、嚥下痛、発熱

基準値 ▶ 陰性 IgG：**2.0未満** IgM：**0.8未満**

この検査について

▶ ムンプスウイルス抗体は流行性耳下腺炎（おたふく風邪）ウイルス。晩冬から早春にかけて多くみられる。

▶ 感染経路は唾液による接触感染や飛沫感染。3～6歳の小児に多い感染症だが、成人でも罹患することがある。

▶ 潜伏期間は16～18日。頭痛や筋肉痛、食欲不振などの初期症状から、典型的な症状としてはものを飲み込むと痛みを感じる耳下腺炎を引き起こす。

知っておきたいこと

▶ ムンプスウイルスに対する根本的な治療薬はなく、ワクチン接種によってしか感染は防げない。

▶ 基本的には軽症であり対症療法で治療し、通常1～2週間で軽快するが、成人男性がかかると不妊症になる場合もある。

その他

varicella-zoster virus antibody

水痘・帯状疱疹ウイルス抗体〈VZV〉

水痘・帯状疱疹ウイルス感染の確認

検査方法 | EIA 法などがある

異常値を示すおもな疾患や原因

陽性
- ★ IgG 陽性（ペア血清で4倍以上の上昇）、IgM 陽性：水痘の初感染（発熱、湿疹）
- ★ IgG・IgM 陽性（初回より IgG 高値、罹患時期による上昇変動はみられない場合）：再活性化（帯状疱疹）

基準値 陰性（−） ＊成人がかかると髄膜炎や脳炎など、まれに重い合併症を発症

この検査について

- ▶ VZV は伝染性疾患である水痘を引き起こすウイルス。感染経路は空気感染や飛沫感染、接触感染。
- ▶ 体内に入ると約2週間かけて増殖し、皮膚に湿疹を起こす。
- ▶ 水痘患者は小児に多く、抗体陽性率は3〜4歳くらいから高くなり、10歳時にはほぼ100％となる。初感染で水痘を起こし、回復後は終生免疫を得るとされる。
- ▶ 回復後もウイルスは体内で潜伏し、再発すると帯状疱疹を引き起こす。

知っておきたいこと

- ▶ VZV は非常に感染力が高く、感染した人は湿疹が出る1、2日前から他者に感染させるおそれがある。
- ▶ 2014年10月から、水痘ワクチンが定期接種となった。

用語解説 ▶ **終生免疫**：一度病原体に感染すると体内に抗体ができ、その病原体に対して生涯にわたる免疫が獲得されること。

その他
measles virus antibody

麻疹ウイルス抗体

麻疹（はしか）ウイルス感染の有無の確認

検査方法 │ EIA法、PA法などがある

異常値を示すおもな疾患や原因

★ 麻疹（ワクチン接種も含む）

［合併症］
★ 急性麻疹脳炎：麻疹の2大死因の1つで1000人に0.5〜1人。
★ 亜急性硬化性全脳炎：感染数年後に発症することもある。
★ 気管支肺炎：脳炎とともに麻疹による2大死因の1つ。
高 ★ 中耳炎：麻疹患者の5〜15％にみられる。

基準値　陰性（−）　IgG：**2.0** 未満　IgM：**0.8** 未満

この検査について

▶ 春に流行することが多い急性ウイルス感染症。感染経路は、飛沫感染や空気感染、接触感染。
▶ 好発年齢は1歳代が最も多く、次いで6〜11か月、2歳。
▶ 潜伏期間は約10日で、不顕性感染はほとんどない。咳や鼻水、喉の痛み、結膜炎と発疹を起こす全身感染症である。

知っておきたいこと

▶ 一度罹患するか、ワクチン接種すると終生免疫を獲得すると思われていた。しかし現在は10〜20歳代の患者も多く、また、抗がん剤などによる免疫低下でも罹患することがあるため、2006年から2回の予防接種が実施されている。

296　用語解説 ▶飛沫感染：咳（せき）やくしゃみなどから感染すること。

その他

細菌検査
便・尿・血液や体液・分泌物などの中の細菌を調べる検査

検査方法 培養検査、塗抹検査などがある

異常値を示すおもな疾患や原因

検査方法	基準値	異常値のときの疾患
尿細菌検査	陰性（－）	膀胱炎、尿管炎、尿道炎、腎盂腎炎など
便細菌検査	陰性（－）	● 消化器伝染病（コレラ、赤痢、腸チフス、パラチフスなど） ● 食中毒（O-157、サルモネラ、腸炎ビブリオ、カンピロバクター、黄色ブドウ球菌など）
血液細菌検査	陰性（－）	感染性心内膜炎、敗血症、腸チフス、パラチフスなど
痰細菌検査	陰性（－）	肺炎、肺結核、気管支炎など。
鼻汁細菌検査	陰性（－）	鼻炎、副鼻腔炎、咽頭炎、扁桃炎
耳漏細菌検査	陰性（－）	中耳炎、外耳炎など
髄液細菌検査	陰性（－）	細菌性髄膜炎
胃液細菌検査	陰性（－）	アニサキス症、結核など
十二指腸液 細菌検査	陰性（－）	膵炎、胆道炎、胆嚢炎など
尿道・膣分泌 液細菌検査	陰性（－）	性感染症（淋病、クラミジア）、尿道炎、膀胱炎、カンジダ、トリコモナス腟炎、子宮内膜炎、子宮頸管炎など

知っておきたいこと

▶ 原因菌が見つかったら、医師の指示に従い、きちんと最後まで治療するように指導することが大切。自己判断による服薬の中止などは耐性菌をつくりだすことになる。

用語解説 ▶ **耐性菌**：抗生物質や薬物などに対して強い耐性を獲得した細菌。

その他
identification

同定検査

各種感染症の起因菌を調べる基本的検査

検査方法 | 採取した検体を培地で発育させ、起因菌を同定する

菌の同定方法	
コロニーのグラム染色所見	グラム陽性球菌など
発育性、培養条件	腸内細菌、真菌、抗酸菌など
コロニーの形態	肺炎連鎖球菌など
生化学性性状確認培地	黄色ブドウ球菌など
免疫血清学的反応	下痢原性大腸菌など
同定キット・自動検査機器の数値	分離頻度がまれな菌など
遺伝子	培養が困難な菌など

 この検査について

▶ 検体を培地で発育させると、培地上で塊の集落（コロニー）をつくる。このコロニーを観察し、菌種を絞って同定する。
▶ 検体の種類によって培地や培養法が異なる。
▶ 痰、尿・便、分泌液、膿・耳漏、血液・穿刺液などの培養には、基本的に血液寒天培地・チョコレート寒天培地・BTB乳糖寒天培地などが用いられる。
▶ 好気培養のほか、嫌気培養もある。血液や穿刺液の嫌気培養には、ブルセラ血液寒天培地を用いる。

 知っておきたいこと

▶ 感染症の起因菌が特定されたら、薬物感受性検査を行い、治療薬剤を決定する。

関連項目 ▶ 薬剤（抗菌薬）感受性検査（p300）

その他

smear test

塗抹(とまつ)検査(けんさ)
感染症の原因菌の有無や種類の推定、量の確認（迅速検査）

検査方法 | グラム染色などがある

検査材料	推定されるグラム陽性菌
呼吸器系材料、皮膚、血液、髄液(ずいえき)など	ブドウ球菌
呼吸器系材料、皮膚、髄液など	肺炎連鎖球菌
糞便(ふんべん)・胆汁(たんじゅう)など	クロストリジウム属
呼吸器系材料、皮膚、泌尿生殖器系材料など	コリネバクテリウム属

検査材料	推定されるグラム陰性菌
糞便・髄液・血液など	カンピロバクター
呼吸器系材料、髄液など	インフルエンザ
呼吸器系材料、泌尿生殖器系材料髄液、関節液など	ナイセリア属
喀痰(かくたん)など	緑膿菌(りょくのうきん)

この検査について

▶ グラム染色とは、色素を用いて細菌を染め分ける方法。菌属（菌種）を推定する迅速検査として有用である。
▶ 検体をスライドガラスに塗り、染色後に顕微鏡で調べる。

知っておきたいこと

▶ 検査時間は30分〜1時間と迅速だが、検出できる菌数に限界がある。ほかの感染マーカーや画像診断を用いて総合的に判断する。

用語解説 ▶ **呼吸器系材料**：咽頭ぬぐい液、鼻腔ぬぐい液など気道から採取する検体のこと。

その他
antibacterial susceptibility test

薬剤（抗菌薬）感受性検査

薬剤耐性菌の検出、および抗菌薬の選択や量の決定
検査方法 | 微量液体希釈法、ディスク拡散法などがある

★ MIC値（最小発育阻止濃度）は、抗菌薬の治療効果を推定するブレイクポイントに照らし合わせる。

❶ S（susceptible）： 感受性、または（3＋）	常用量で十分効果が期待できる
❷ MS（moderately susceptible）： やや低い感受性、または（2＋）	感受性は低いが特定の条件で有効
❸ I（intermediate）： 中間、または（1＋）	通常投与では効果は期待しにくいが、局所使用なら期待できる
❹ R（resistant）： 耐性、または（－）	投与しても効果は期待できない

この検査について

▶ 血液、尿・便、分泌液など、患者の病原菌の含まれる検体を採取し、抗菌薬の入った培地で培養し、増殖をどれだけ阻止するかを調べる。

▶ 微量液体希釈法は、MIC値から判定する方法で、対象菌種は幅広い。ディスク拡散法は感受性ディスクの阻止円径から判定する方法で、対象菌種の範囲は狭い。

知っておきたいこと

▶ 薬剤耐性菌や、一般細菌の抗菌薬に対する感受性がわかる。

用語解説 ▶ **MIC値（最小発育阻止濃度）**：抗菌薬が細菌の発育を阻止するために最低限必要とされる最小の濃度。

第5章

数　式

おもな数式一覧

体重に関連する数式

標準体重① ブローカの桂変法
（身長cm－100）×0.9＝標準体重kg
例 身長168cmの人の場合 ➡ （168－100）×0.9＝61.2kg

標準体重② BMI（ボディ・マス・インデックス）
身長m×身長m×22（BMI恒数）＝標準体重kg
例 身長168cmの人の場合 ➡ 1.68×1.68×22≒62.1kg

肥満の判定①
（測定体重kg－標準体重kg）÷標準体重kg×100＝肥満度％
例 測定体重75kg、標準体重61.2kgの人の場合
➡ （75－61.2）÷61.2×100≒22.5％　＊肥満度22.5％で肥満

肥満	太り気味	基準	やせ気味	やせすぎ
20％以上	10～20％	±10％	－10～－20％	－20％以下

肥満の判定②（BMI指数）
体重kg÷身長m÷身長m＝BMI指数
例 身長168cm、体重75kgの人の場合
➡ 75÷1.68÷1.68≒26.6　＊BMI指数26.6で、肥満傾向。

肥満の判定③（肥満者の分類）
ウエスト周径cm÷ヒップ周径cm＝周囲比
例 ウエスト92cm、ヒップ83cmの人の場合 ➡ 92÷83≒1.1
＊周囲比1.1で、上半身型肥満。上半身型肥満は、下半身型肥満に比べて代謝異常や動脈硬化性疾患が出やすく、注意が必要。

上半身型肥満（男性型・内脂肪蓄積型・腹部型・りんご型）	1.0以上
下半身型肥満（女性型・皮下脂肪蓄積型・臀部大腿部型・洋なし型）	1.0以下

エネルギーに関連する数式

基礎代謝量

[男性] 66+13.7×体重kg+5×身長cm−6.8×年齢＝基礎代謝量kcal/日

[女性] 655+9.6×体重kg+1.7×身長cm−4.7×年齢＝基礎代謝量kcal/日

例 身長168cm、体重70kg、年齢35歳の男性の場合
➡66+13.7×70+5×168−6.8×35＝1627kcal/日

適正エネルギー量

[軽労働] 標準体重kg×25〜30＝適正エネルギー量kcal/日

例 標準体重62kgで、中程度の労働に従事している人の場合
➡62×30〜35＝1860〜2170kcal ＊中労働×30〜35、重労働×35〜40

蒸発によるエネルギー喪失量

不感蒸泄量mL×0.578＝エネルギー喪失量kcal/日

例 1日の不感蒸泄量が1240mLの場合 ➡1240×0.578≒720kcal/日

体液に関連する数式

体液量

[成人] 体重kg×0.6＝体液量L ＊新生児は×0.7、高齢者は×0.5

例 体重60kgの成人の場合 ➡60×0.6＝36L

細胞内液量

体重kg×0.4＝細胞内液量L ＊〈体液量L×2/3〉でも求められる。

例 体重60kgの人の場合 ➡60×0.4＝24L

細胞外液量

体重kg×0.2＝細胞外液量L ＊〈体液量L×1/3〉でも求められる。

例 体重60kgの人の場合 ➡60×0.2＝12L

血液量

体重kg×0.08＝血液量L

例 体重60kgの人の場合 ➡60×0.08＝4.8L

血液中の細胞成分（赤血球・白血球・血小板）量

血液量L×0.45＝細胞成分量L

例 体重60kgの人の場合 ➡60×0.08×0.45≒2.2L

血液中の血漿量

血液量L×0.55＝血漿量L

例 体重60kgの人の場合 ➡60×0.08×0.55÷2.6L

＊〈体重kg×0.05〉、または〈細胞外液量L×1/4〉の数式でも求められる。

血液中の水分量

血漿量L×0.91＝水分量L

例 体重60kgの人の場合 ➡60×0.08×0.55×0.91÷2.4L

赤血球指数①（色素指数）

Hb（ヘモグロビン）量g/dL×10^6÷赤血球数÷3.2＝色素指数

例 Hb量9.0g/dL、赤血球数350万個の貧血患者の場合

➡9.0×10^6÷350万÷3.2÷0.80

＊色素指数0.8で低色素性貧血。

基準	0.9〜1.1
異常	1.1以上：高色素性貧血
	0.9以下：低色素性貧血

赤血球指数②（容積指数）

Ht（ヘマトクリット）値％×10^6÷赤血球数÷9＝容積指数

例 Ht値30％、赤血球数400万個の貧血患者の場合

➡30×10^6÷400万÷9÷0.83

＊容積指数0.83で小球性貧血。

基準	0.9〜1.1
異常	1.1以上：大球性貧血
	0.9以下：小球性貧血

水分・排泄に関連する数式

必要水分量

体重kg×30〜35＝必要水分量mL/日

例 体重60kgの人の場合 ➡60×30〜35＝1800〜2100mL/日

脱水量

[軽度の脱水] 体重kg×0.02＝脱水量L

＊中等度は×0.06、高度は×0.08〜0.14

例 体重60kgの人が中等度の脱水と診断された場合 ➡60×0.06＝3.6L

水分欠乏量

健康時体重kg×0.6×（1－健康時Ht値÷現在のHt値）＝水分欠乏量L/日

例 健康時体重60kg、健康時Ht（ヘマクリット）値42％、現在のHt値38％の人の場合 ➡60×0.6×（1－42÷38）÷－3.8L/日

不感蒸泄量（水分蒸発量）

体重kg×15+200×（体温℃−36.8）=不感蒸泄量mL/日

例 体重60kg、体温38.5℃の人の
場合
➡ 60×15+200×（38.5−36.8）
=1240mL/日

基準	約900mL/日
軽度	1000〜1500mL/日
中等度	1500〜3000mL/日
高度	3000mL/日以上

代謝水

1日の摂取カロリーkcal×13÷100= 代謝水mL/日

例 1日1800kcalを摂取した場合 ➡ 1800×13÷100=234mL/日

必要最低尿量

体重kg×10= 必要最低尿量mL/日

例 体重60kgの人の場合 ➡ 60×10=600mL/日

残尿率

残尿量mL÷（自然排尿量mL+残尿量mL）×100=残尿率%

例 自然排尿量260mL、導尿による残尿180mLの場合
➡ 180÷（260+180）×100≒40.9% ＊20%以上は異常。

腎機能

[男性] 体重kg×（140−年齢）÷（72×血清Cr値）=腎機能mL/分

[女性] 男性式×0.85=腎機能mL/分

例 体重60kg、年齢35歳、血清Cr（クレアチニン）値1.4mL/dLの男性
の場合 ➡ 60×（140−35）÷（72×1.4）=62.5mL/分

＊基準範囲以下は異常。

基準	[男性] 88.5〜155.4mL/分 [女性] 82.5〜111.6mL/分

輸液に関連する数式

維持輸液量

[成人] 尿量mL+不感蒸泄量mL+便中水分mL−代謝水mL=維持輸液量mL/分

[学童期] 体重kg×60=維持輸液量mL/分

＊新生児・乳児は×90、1〜3歳児は×80、3〜5歳児は×70

例 尿量1500mL、不感蒸泄量1240mL、便中水分100mL、代謝水
234mLの成人の場合 ➡ 1500+1240+100−234=2606mL/日

脱水時の補液量

体重kg×20＋前日尿量mL－経口摂取量mL＝補液量mL/日

例 体重60kg、前日の尿量1000mL、経口摂取量500mLの場合
➡ 60×20＋1000－500＝1700mL/日

点滴滴下数

[10滴1mL輸液セット] 総輸液量mL÷6÷所要時間h＝点滴滴下数滴/分

例 10滴1mLの輸液セットで総量1000mLを12時間で滴下する場合
➡ 1000÷6÷12≒14滴/分

点滴所要時間

[10滴1mL輸液セット] 総輸液量mL÷6÷滴下数滴/分＝点滴所要時間h

例 10滴1mLの輸液セットで総量1000mLを1分間に60で滴下する場合
➡ 1000÷6÷60≒2.8h

熱傷患者の輸液量①（バクスター方式）

[電解質液] 体重kg×熱傷面積%＝輸液量mL/日

例 体重60kg、熱傷面積18%の成人熱傷患者の場合
➡ 60×4×18＝4320mL/日

熱傷患者の輸液量②（エバンス方式）

[電解質液] 体重kg×熱傷面積%＝輸液量mL/日

[血漿・血清タンパクアルブミン] 体重kg×熱傷面積%＝輸液量mL/日

[5%ブドウ糖液] 2000mL/日

例 体重60kg、熱傷面積18%の成人熱傷患者の場合

[電解質液] ➡ 60×18＝1080mL/日

[血漿・血清タンパクアルブミン] ➡ 60×18＝1080mL/日

熱傷患者の輸液量③（ブルーク方式）

[電解質液] 体重kg×1.5×熱傷面積%＝輸液量mL/日

[血漿・血清タンパクアルブミン] 体重kg×0.5×熱傷面積%＝輸液量mL/日

[5%ブドウ糖液] 2000mL/日

例 体重60kg、熱傷面積18%の成人熱傷患者の場合

[電解質液] ➡ 60×1.5×18＝1620mL/日

[血漿・血清タンパクアルブミン] ➡ 60×0.5×18＝540mL/日

呼吸に関連する数式

呼吸の基準回数

脈拍数 回/分÷5＝ 呼吸回数 回/分

例 1分間の脈拍数が70回の場合 ➡ 70÷5＝14回/分

残気量

[男性] 身長cm×19＋年齢×11.5−2240＝残気量mL

[女性] 身長cm×32＋年齢×9−3900＝残気量mL

例 身長170cm、35歳の男性の場合 ＊成人の基準値は1000〜1500mL
➡ 170×19＋35×11.5−2240＝1392.5mL

予測肺活量

[男性] （27.63−0.112×年齢）×身長cm＝予測肺活量mL

[女性] （21.78−0.101×年齢）×身長cm＝予測肺活量mL

例 身長170cm、35歳の男性の場合
➡ （27.63−0.112×35）×170＝4030.7mL

％肺活量（拘束性肺障害の判定）

実測肺活量÷予測肺活量×100＝％肺活量％

例 身長170cm、実測肺活量3000mLの35歳の男性の場合
➡ 3000÷4030.7×100≒74.4％ ＊80％以下は拘束性肺障害。

1秒率（閉塞性肺障害の判定）

1秒量÷肺活量×100＝1秒率％

基準	70％以上
軽度閉塞性肺障害	56-70％
中等度閉塞性肺障害	41-55％
高度閉塞性肺障害	26-40％

例 肺活量3000mL、1秒量1600mLの場合
➡ 1600÷3000×100≒53.3％ ＊中等度の閉塞性肺障害。

換気機能指数

1秒率％÷100×％肺活量％＝換気機能指数

例 1秒率50％、％肺活量70％の場合 ➡ 50÷100×70＝35

＊術後は一般病棟で問題ないと判断。

30〜≦40	肺障害を合併する心配はほとんどない
20〜≦30	呼吸管理が必要だが、肺合併症の心配はほとんどない
≦20	呼吸困難が強く、肺合併症が心配される

5
数式

おもな数式一覧

307

臥床時肺活量

立位または坐位時の肺活量mL×0.93＝臥床時肺活量mL

例 坐位時の肺活量が3000mLの人が臥床した場合

➡3000×0.93＝2790mL

エアートラッピング指数

（肺活量－1秒量）÷肺活量×100＝エアートラッピング指数

例 肺活量3000mL、1秒量2800mLの人の場合

➡（3000－2800）÷3000×100≒6.7　＊5以上は気道閉塞。

動脈血酸素分圧（PaO2）

109－0.43×年齢＝動脈血酸素分圧mmHg

例 年齢40歳の人の場合 ➡109－0.43×40＝91.8mmHg

＊動脈血酸素分圧の理想値は91.8mmHg。70mmHg以下は異常。

血液100mL中の酸素含量（CaO2）

0.003×PaO2mmHg＋1.34×Hb量g/dL×酸素飽和度％÷100＝酸素含量mL

例 PaO2（動脈血酸素分圧）90mmHg、Hb（ヘモグロビン）量12g/dL、酸素飽和度80％の人の場合

➡0.003×90＋1.34×12×80÷100≒13.13mL

肺障害指数

（713×呼入気酸素濃度％÷100－動脈血炭酸ガス分圧mmHg÷0.8）÷動脈血炭酸ガス分圧mmHg＝肺障害指数

例 呼入気酸素濃度30％、動脈血炭酸ガス分圧45mmHgの場合

➡（713×30÷100－45÷0.8）÷45≒3.5

＊2以上は中等度～高度肺障害。

換気障害指数

動脈血炭酸ガス分圧mmHg×分時換気量L÷体重kg÷4＝換気障害指数

例 体重60kg、動脈血炭酸ガス分圧48mmHg、分時換気量8Lの人の場合

➡48×8÷60÷4＝1.6　＊軽度の換気障害。

循環に関連する数式

血圧測定に用いるマンシェットの幅

測定部位の円周cm×0.4＝適切なマンシェットの幅cm

例 上腕の円周が20cmの子どもの場合 ➡20×0.4＝8cm

1分間の心拍出量

心拍数（脈拍数）回/分×1回心拍出量mL＝分時心拍出量mL/分

例 1分間の心拍数が80回、1回心拍出量が65mLの場合

➡ 80×65＝5200mL/分　＊3600～5800mLが基準値

収縮期血圧の基準値

[1歳以上20歳未満] 80＋2×年齢＝収縮期血圧mmHg　＊新生児は80mmHg

[20歳以上] 120＋（年齢－20）÷2＝収縮期血圧mmHg

例 年齢40歳の人の場合 ➡ 120＋（40－20）÷2＝70mmHg

平均血圧

（収縮期血圧mmHg－拡張期血圧mmHg）÷3＋拡張期血圧mmHg

＝平均血圧mmHg　＊平均血圧は、男性90～110mmHg、女性80～100mmHg

例 収縮期血圧140mmHg、拡張期血圧80mmHgの場合

➡ （140－80）÷3＋80＝100mmHg

循環赤血球量

体内血液量L×（Ht値 %÷100）×0.92＝循環赤血球量L

例 体重60kg、Ht（ヘマトクリット）値28%の場合（p303数式より、体内血液量4.8L）➡ 4.8×（28÷100）×0.92≒1.236L

体重1kg当たり1.236÷60≒0.021L＝21mL

＊体重1kg当たりの循環赤血球量の基準値は、25～30mL。

循環血漿量

体内血液量L－循環赤血球量L＝循環血漿量L

例 体重60kg、Ht（ヘマトクリット）値28%の場合（前記の数式より、体内血液量1.236L）➡ 4.8－1.236＝3.564L

体重1kg当たり3.564÷60≒0.059L＝59mL

＊体重1kg当たりの循環血漿量の基準値は、35～45mL。

脈圧係数

収縮期血圧mmHg×脈拍数 回/分＝脈圧係数

例 手術中の収縮期血圧140mmHg、脈拍数90回/分の場合

➡ 140×90＝12600　＊脈圧係数の安全域は10000～12000mmHg。

動脈硬化指数

（総コレステロールmg/dL－HDLコレステロールmg/dL）÷HDLコレステロールmg/dL＝動脈硬化指数

例 総コレステロール250mg/dL、HDLコレステロール30mg/dLの場合
➡（250－30）÷30≒7.3 ＊動脈硬化とみなされる。

基準	3.0以下
	総コレステロール200mg/dL以下
	HDLコレステロール40mg/dL以上
異常	3.0以上
	総コレステロール220mg/dL以上
	HDLコレステロール40mg/dL以下

心係数

1分間の心拍出量L/分÷体表面積m²＝心係数

例 1分間の心拍出量3.5L/分、体表面積約1.5m²の場合➡3.5÷1.5≒2.3

＊基準値は3.1～3.7、ショックの基準となる心係数は2.5以下。

適正運動の心拍数

（210－0.8×年齢）×0.4～0.6＝心拍数（脈拍数）回/分

例 年齢60歳の人の場合 ➡（210－0.8×60）×0.4～0.6≒65～97回/分

運動時最大心拍数

210－0.8×年齢＝心拍数（脈拍数）回/分

例 年齢60歳の人の場合 ➡210－0.8×60＝162回/分

出血・輸血に関連する数式

出血性ショックのショック指数

1分間の脈拍 回÷収縮期血圧mmHg＝ショック指数

基準	0.54
異常	指数1.0は約1L、1.5は約1.5Lの出血とみなす

例 出血性ショックが認められる患者で、1分間の脈拍が100回、収縮期血圧が70mmHgの場合 ➡100÷70≒1.4

＊ショック指数1.4で約1.4Lの失血と考えられる。

必要輸血量

[男性] （目標Hb量g/dL－現在のHb量g/dL）×72×体重kg÷12＝輸血量mL

[女性] （目標Hb量g/dL－現在のHb量g/dL）×68×体重kg÷15＝輸血量mL

例 目標のHb（ヘモグロビン）量12g/dL、現在のHb量6.8g/dL、体重50kgの女性の場合 ➡ （12－6.8）×68×50÷15≒1179mL

＊必要輸血量は、約1200mL（6単位）となる。

その他の数式

体表面積（デュボアの式）

身長$cm^{0.725}$×体重$kg^{0.425}$×0.007184＝体表面積m^2

例 身長160cm、体重50kgの人の場合
➡ $160^{0.725}$×$50^{0.425}$×0.007184≒1.50m^2

＊〈身長$cm^{0.663}$×体重$kg^{0.444}$×0.008883〉の数式でも算出できる（藤本・渡辺の式）。

＊ただし、いずれも計算式が大変なため、実際には体表面積ノモグラムで求めることが多い。

カウプ指数（乳幼児の発育バランス）

体重g÷身長cm÷身長cm×10＝カウプ指数

10以下	消耗症	15～19	基準内
10～13	栄養失調	19～22	優良
13～15	やせ傾向	22以上	肥満

例 身長95cm、体重15kgの幼児の場合 ➡ 15000÷95÷95×10≒16.6

＊正常な発育状況。

ローレル指数（学童の発育バランス）

体重kg÷身長m÷身長m÷身長m×10＝ローレル指数

例 身長130cm、体重35kgの場合
➡ 35÷1.3÷1.3÷1.3×10≒159.3

＊肥満傾向といえる。

100 以下	やせ傾向
109 ～ 140	基準内
140 以上	肥満傾向

溶液に含まれる溶質量

溶液濃度 %×溶液量mL÷100＝溶質量g

例 0.9％の生理食塩水200mLに溶けている食塩の量
➡ 0.9×200÷100＝1.8g

溶液をつくる際の必要原液量

使用濃度 %×使用溶液量mL÷原液濃度 %＝必要原液量mL

例 0.5％の原液に水を加えて、0.01％の溶液1000mLをつくる場合
➡ 0.01×1000÷0.5＝20mL ＊水980mLを加えると、0.01％の溶液1000mL

溶液を作る際の必要希釈液量

使用原液量mL×(原液濃度 %－使用濃度 %)÷使用濃度 %＝必要希釈液量mL

例 0.5％原液20mLに水を加えて、0.01％の溶液をつくる場合
➡ 20×(0.5−0.01)÷0.01＝980mL

投与法別の薬用量

[静脈内注射] 経口投与量mg×1/4＝薬用量mg

[筋肉内注射] 経口投与量mg×1/3＝薬用量mg

[皮下注射] 経口投与量mg×1/2＝薬用量mg

[注　腸] 経口投与量mg×2＝薬用量mg

例 経口投与量10mgの薬を皮下注射する場合 ➡ 10×1/2＝5mg

小児の薬用量

(4×年齢＋20)÷100×成人量mg＝小児の薬用量mg

例 成人量10mgの薬を8歳の小児に投与する場合
➡ (4×8＋20)÷100×10＝5.2mg

不快指数

(乾球寒暖計表示度℃＋湿球寒暖計表示度℃)×0.72＋40.6＝不快指数

例 乾球寒暖計28℃、湿球寒暖計22℃の場合
➡ (28＋22)×0.72＋40.6＝76.6 ＊室温や湿度の調整を要する。

70以上	人により不快を感じる
75以上	半数くらいの人が不快を感じる
80以上	ほぼ全員が不快を感じる
85以上	ほぼ全員が苦痛を感じる

発汗による塩分（NaCl）喪失量

1日の発汗量mL×0.02～0.04＝塩分（NaCl）量mg

例 1日の発汗量が1800mLの場合 ➡ 1800×0.02～0.04＝36～72mg

＊3000mL以上では、発汗量（mL）×0.09の数値が目安。

アルコール解毒量

体重kg×0.1×時間＝アルコール解毒量g

例 体重60kgの人の1日のアルコール解毒量 ➡ 60×0.1×24＝144g

アルコールの解毒時間

アルコール濃度％÷100×飲量mL÷体重kg÷0.1＝解毒時間h

例 体重60kgの人が、アルコール濃度4％のビールを700mL飲んだ場合
➡ 4÷100×700÷60÷0.1≒4.7h

人工呼吸器の設定

[1回換気量]　　　体重kg×10＝1回換気量mL

[1分間の呼吸数]　分時換気量mL÷1回換気量mL＝呼吸数回/分

[有効肺胞換気量]　呼吸数回/分×（分時換気量mL÷呼吸数回/分−75）
　　　　　　　　　＝有効肺胞換気量mL/分

例 体重60kgの人に分時換気量8000mLで人工呼吸器を装着する場合

[1回換気量]　　　➡ 60×10＝600mL

[1分間の呼吸数]　➡ 8000÷600≒13回/分

[有効肺胞換気量]　➡ 13×（8000÷13−75）≒7025mL分

酸素ボンベの使用可能時間

[400Lボンベ] 8×残気圧kg/cm²÷3÷酸素流量L/分＝使用可能時間分

＊500Lボンベでは、10×残気圧kg/cm²〜となる。

例 酸素流量6L/分の患者に、残気圧80kg/cm²の目盛りを指している
　 400Lボンベで酸素を投与する場合➡ 8×80÷3÷6≒36分

5

数式

おもな数式一覧

313

おもな欧文略語一覧

A

ACE	angiotensin I converting enzyme	アンジオテンシン変換酵素
AChE	acetylcholinesterase	アセチルコリンエステラーゼ
ACP	acid phosphatase	酸性フォスファターゼ
ACTH	adrenocorticotropic hormone	副腎皮質刺激ホルモン
ADH	antidiuretic hormone	抗利尿ホルモン
AFP	α-fetoprotein	アルファ-フェトプロテイン
AIDS	acquired immunodeficiency syndrome	後天性免疫不全症候群
AIHA	autoimmune hemolytic anemia	自己免疫性溶血性貧血
Alb	albumin	血清アルブミン
ALD	aldolase	アルドラーゼ
ALP	alkaline phosphatase	アルカリフォスファターゼ
ALT	alanine aminotransferase	アラニンアミノトランスフェラーゼ
AMA	anti-mitochondrial antibody	抗ミトコンドリア抗体
ANA	anti-nuclear antibody	抗核抗体
ANP	atrial natriuretic peptide	心房性ナトリウム利尿ペプチド
APTT	activated partial thromboplastin time	活性化部分トロンボプラスチン時間
ASK	anti-streptokinase antibody	抗ストレプトキナーゼ抗体
ASO (ASLO)	anti-streptolysin O	抗ストレプトリジンO
AST	aspartate aminotransferase	アスパラギン酸アミノトランスフェラーゼ
ATL	adult T-cell leukemia	成人T細胞白血病
ATLV	adult T-cell leukemia virus	成人T細胞白血病ウイルス

B

BCA225	breast carcinoma-associated antigen 225	乳がん関連抗原225
BCAA	branched-chain amino acids	分岐鎖アミノ酸
BE	base excess	塩基過剰

BFP	basic fetoprotein	塩基性フェトプロテイン
BJP	Bence Jones protein	ベンス・ジョーンズタンパク
BMD	bone mineral density	骨密度
BNP	brain natriuretic peptide	脳性ナトリウム利尿ペプチド
BSP	bromosulfophthalein	ブロモスルホフタレイン
BUN	blood urea nitrogen	血中尿素窒素

C

CA	catecholamine	カテコールアミン
Ca	calcium	カルシウム
CA15-3	carbohydrate antigen 15-3	糖鎖抗原15-3（腫瘍マーカー）
CA19-9	carbohydrate antigen 19-9	糖鎖抗原19-9（腫瘍マーカー）
CA50	carbohydrate antigen 50	糖鎖抗原50（腫瘍マーカー）
CA125	carbohydrate antigen 125	糖鎖抗原125（腫瘍マーカー）
CAP	cystine aminopeptidase	シスチンアミノペプチダーゼ
CEA	carcinoembryonic antigen	がん胎児性抗原
ChE	cholinesterase	コリンエステラーゼ
Cin	inulin clearance	イヌリンクリアランス
CK	creatine kinase	クレアチンキナーゼ
CK-MB	creatine kinase-MB	クレアチンキナーゼ-MB
Cl	chlorine	クロール
CPK	creatine phosphokinase	クレアチンフォスフォキナーゼ
CPR	C-peptide immunoreactivity	C-ペプチド
Cr	creatinine	クレアチニン
CRP	C-reactive protein	C反応性タンパク
CS	colonoscopy	大腸内視鏡検査
CYFRA21-1	cytokeratin 19 fragment	サイトケラチン19フラグメント
Cys-C	cystatin C	シスタチンC

D / E

DIC	disseminated intravascular coagulation	播種性血管内凝固症候群
DNA	deoxyribonucleic acid	デオキシリボ核酸
ECG	electrocardiogram	心電図
EEG	electroencephalogram	脳波

| eGFR | estimated glomerular filtration rate | 推算糸球体濾過量 |

F

FA	folic acid	葉酸
FDP	fibrin / fibrinogen degradation products	フィブリン/フィブリノーゲン分解産物
Fe	ferrum (iron)	血清鉄
Fib	fibrinogen	フィブリノーゲン
FPG	fasting plasma glucose	空腹時血漿血糖
FSH	follicle stimulating hormone	卵胞刺激ホルモン
FT3	free triiodothyronine	遊離トリヨードサイロニン
FT4	free thyroxine	遊離サイロキシン

G

GFR	glomerular filtration rate	糸球体濾過値
GH	growth hormone	成長ホルモン
GHb	glycohemoglobin	グリコヘモグロビン
GOT	glutamic oxaloacetic transaminase	グルタミン酸オキサロ酢酸トランスアミナーゼ
GPT	glutamic pyruvic transaminase	グルタミン酸ピルビン酸トランスアミナーゼ
GTT	glucose tolerance test	ブドウ糖負荷試験

H

HA	hyaluronic acid	ヒアルロン酸
HAV	hepatitis A virus	A型肝炎ウイルス
Hb	hemoglobin	ヘモグロビン、血色素
HbA1c	hemoglobin A1c	グリコヘモグロビン
HBV	hepatitis B virus	B型肝炎ウイルス
HCG	human chorionic gonadotropin	ヒト絨毛性ゴナドトロピン
HCV	hepatitis C virus	C型肝炎ウイルス
HDL-C	high density lipoprotein cholesterol	HDLコレステロール
H-FABP	heart type fatty acid-binding protein	心臓由来脂肪酸結合タンパク
HIV	human immunodeficiency virus	ヒト免疫不全ウイルス
HLA	human leukocyte antigen	ヒト白血球抗原

HPT	hepaplastin test	ヘパプラスチンテスト
hs-CRP	high sensitive C-reactive protein	高感度CRP
Ht（Hct）	hematocrit	ヘマトクリット

I

IAP	immunosuppressive acidic protein	免疫抑制酸性タンパク
ICG	indocyanine green	インドシアニングリーン
IgA/IgD/IgE/IgG/IgM	immunoglobulin A/immunoglobulin D/immunoglobulin E/immunoglobulin G/immunoglobulin M	免疫グロブリンA／免疫グロブリンD／免疫グロブリンE／免疫グロブリンG／免疫グロブリンM
i-PTH	intact-parathyroid hormone	副甲状腺ホルモンインタクト
ITP	idiopathic thrombocytopenic purpura	特発性血小板減少性紫斑病

K / L

K	kalium (potassium)	カリウム
LAP	leucine aminopeptidase	ロイシンアミノペプチダーゼ
LD（LDH）	lactate dehydrogenase	乳酸脱水素酵素
LDL	low-density lipoprotein	低比重リポタンパク
LDL-C	low-density lipoprotein cholesterol	LDLコレステロール
LE	lactulose enema	ラクツロース浣腸
LH	luteinizing hormone	黄体形成ホルモン

M

Mb	myoglobin	ミオグロビン
MCH	mean corpuscular hemoglobin	平均赤血球ヘモグロビン量
MCHC	mean corpuscular hemoglobin concentration	平均赤血球ヘモグロビン濃度
MCV	mean corpuscular volume	平均赤血球容積
Mg	magnesium	マグネシウム
MMP-3	matrix metalloproteinase-3	マトリックスメタロプロテイナーゼ-3
MRI	magnetic resonance imaging	磁気共鳴画像
MRSA	methicillin-resistant staphylococcus aureus	メチシリン耐性黄色ブドウ球菌

N

Na	natrium (sodium)	ナトリウム
NAG	N-acetyl-β-D-glucosaminidase	N-アセチル-β-D-グルコサミニダーゼ

NH3	ammonia	アンモニア
NSE	neuron specific enolase	神経細胞特異エノラーゼ
NT-proBNP	N-terminal fragment of pro-brain natriuretic peptide	脳性ナトリウム利尿ペプチド前駆体N端フラグメント

P

P	phosphorus	リン
PaCO2	arterial carbon dioxide tension	動脈血炭酸ガス分圧
PaO2	arterial oxygen tension	動脈血酸素分圧
PAP	prostatic acid phosphatase	前立腺性酸性フォスファターゼ
PET	positron emission tomography	陽電子放射断層撮影法
PFT	pulmonary function test	肺機能検査
pH	hydrogen ion exponent	水素イオン指数
PIVKA II	protein induced by vitamin K absence-II	ビタミンK欠乏誘導タンパク-II
Plg	plasminogen	プラスミノゲン
Plt	platelet count	血小板数
POA	pancreatic oncofetal antigen	膵がん胎児抗原
PRA	plasma renin activity	血漿レニン活性
PRL	prolactin	プロラクチン
ProGRP	gastrin-releasing peptide precursor	ガストリン放出ペプチド前駆体
PSA（PA）	prostate-specific antigen	前立腺特異抗原
PSP	phenolsulfonphthalein	フェノールスルフォンフタレイン
PT	prothrombin time	プロトロンビン時間

R

RA	rheumatoid arthritis	関節リウマチ
RBC	red blood cell count	赤血球数
RDW	red cell distribution width	赤血球粒度分布幅
RF	rheumatoid factor	リウマチ因子
RI	radioisotope	放射性同位元素
RNA	ribonucleic acid	リボ核酸

S

SaO2	arterial oxygen saturation	動脈血酸素飽和度
SCC	squamous cell carcinoma antigen	扁平上皮がん抗原

Scr	serum creatinine	血清クレアチニン
SIADH	syndrome of inappropriate secretion of anti-diuretic hormone	抗利尿ホルモン分泌異常症候群
SLE	systemic lupus erythematosus	全身性エリテマトーデス
SLX	sialyl lewis X-i antigen	シアリルルイスX-i 抗原
STN	sialyl Tn antigen	シアリルTn抗原
STS	serologic test for syphilis	梅毒血清反応

T

TC	total cholesterol	総コレステロール
TG	triglyceride	トリグリセリド
Tg	thyroglobulin	サイログロブリン
TgAb	anti-thyroglobulin antibody	抗サイログロブリン抗体
TnT	troponin T	心筋トロポニンT
TP	total protein	血清総タンパク
TPA	tissue polypeptide antigen	組織ポリペプチド抗原
TPHA	treponema pallidum hemagglutination test	梅毒トレポネーマ赤血球凝集反応
TRAb	thyroid stimulating hormone receptor antibody	甲状腺刺激ホルモンレセプター抗体
TSAb	thyroid stimulating antibody	甲状腺刺激抗体
TSH	thyroid stimulating hormone	甲状腺刺激ホルモン
TT	thrombotest	トロンボテスト
TTT	thymol turbidity test	チモール混濁反応

U / V / W / Z

UA	serum uric acid	血清尿酸
VLDL	very low density lipoprotein	超低比重リポタンパク
WBC	white blood cell count	白血球数
Zn	zinc	亜鉛
ZTT	zinc sulfate turbidity test	硫酸亜鉛混濁反応

α / β / γ

α₁-m	α1-microglobulin	α1-ミクログロブリン
β₂-m	β2-microglobulin	β2-ミクログロブリン
γ-GT	γ-glutamyl transferase	γ-グルタミルトランスフェラーゼ
γ-Sm	γ-seminoprotein	γ-セミノプロテイン

ふろく

おもな欧文略語一覧

おもな用語一覧

あ行	
アウトブレイク (outbreak)	ある限られた領域内（国や地方、学校や病院内など）、または集団の中で、一定期間内に、感染症の感染者が予想よりも多く発生すること。
アストラップ	動脈血ガス分析（血液ガス分析）のこと。肺が正常に機能しているかどうかを調べる目的で行う。
アナムネーゼ (Anamnese)	既往歴（患者が過去にかかった病気）のこと。アナムネともいう。過去の病歴の聞き取りをさすこともある。
アンギオ	血管造影検査のこと。
一次救急	初期救急ともいう。入院の必要がなく、外来での対処が可能な患者に施す治療や、その処置を行う医療機関をさす。
医療過誤	誤った治療・誤診・誤薬投与などの医療上の過失によって、患者に傷害・死亡などの事故を起こすこと。
医療ソーシャルワーカー	保険医療機関（病院や保健所など）で働くソーシャルワーカーのこと。患者や、その家族が抱える心理的・社会的な問題の解決に、社会福祉の視点から援助する専門家をさす。
IN OUT バランス	「水分出納」ともいう。体に入る水分量と、排泄、排出される量のバランスのこと。
インフォームドコンセント	「説明を受けたうえでの同意」という意味。医師が患者に、診療の目的や内容について十分に説明し、同意を得ること。
Aライン	動脈からとるラインのこと。ラインとは、血管から点滴や輸血のための道を確保すること、またその道のことをいう。Aは動脈をあらわす英語、Arterialに由来する。
エント	「退院」を意味する。ドイツ語のEntlassenに由来する。
OTC医薬品	「一般用医薬品」のこと。薬局やドラッグストアなどで市販されており、医師の処方箋が必要ではない医薬品をさす。
オートファジー	細胞が自らの成分を破壊・分解する働きのこと。
オピオイド	強力な鎮痛薬として処方される物質。強い鎮静作用をもち、日本ではがん性疼痛への使用が主である。

か行

化学療法 (薬物療法)	医薬品を使って病気を治療すること。なかでも抗がん剤を使用してがん細胞を破壊する治療法をさすことが多い「ケモ」とも言う(英語のChemotherapyに由来)。
カンファレンス	打ち合わせや会議のこと。症例などの検討会をさす場合に用いられることが多い。英語のConferenceに由来する。
ガンマナイフ 治療	放射線の一種であるガンマ線を、脳疾患の病変部の一点に集中照射し、壊死(えし)させる治療法。
グラスゴーコーマスケール (Glasgow Coma Scale)	国際的に広く利用されている、意識障害の評価分類スケール。「開眼反応」、「言語反応」、「運動反応」の3項目の合計点により、患者がどの段階にあるのかを診断し、意識レベルを測定する。
クリティカル ケア	重篤な疾患や外傷、身体的侵襲の大きい手術などによって、生命の危機に陥っている患者に対し集中的なケアを施す看護のこと。ICUで行われることが多い。
傾眠	意識障害の程度の1つ。周囲からの刺激があれば覚醒するが、すぐに意識が混濁してしまう状態。
血液ガス分析	血液中(通常は動脈血)に含まれる酸素や二酸化炭素の量、あるいは pH を測定する検査。
原発性	「最初の、第一の」という意味。疾患が他の病気の結果として起こるのではなく、病因から直接または最初に現れること。
現病歴	現在かかっている病気(主訴)が、いつから、どのような経過をとって現在に至っているかという履歴のこと。
抗コリン作用	抗うつ薬、抗精神病薬の服用に伴う副作用の1つ。便秘、口の渇き、胃部不快感等といった神経症状が発現する。
骨髄穿刺	胸骨や腸骨に針を穿刺して、骨髄の一部を吸引・採取すること。
昏睡	意識障害の程度の1つで、最高度の意識障害。強い刺激を与えても、精神的反応が認められない持続的意識喪失状態。
昏眠	意識障害の程度の1つ。意識の混濁が中等度の状態。寝たままで動かない状態。
コンセンサス (consensus)	「意見の一致、合意」の意味。治療の基本的な考え方という意味で使われることもあり、「コンセンサスを得る」などと言う。
コンタミネーション (contamination)	「汚濁、混入」を意味する。略してコンタミと呼ばれることもある。

ふろく

おもな用語一覧

さ行

サーベイランス	感染症などの動向に対し、調査・監視を行うこと。
再生医療	事故や病気によって、機能不全に陥ったり、欠損したりした身体の臓器や組織を、再生・回復させる医療。
サチュレーション	パルスオキシメーターで測定したSpO2や、血液ガス分析のSaO2の値のことで、日本語では「血中酸素飽和度」という。
ジェネリック医薬品	医薬品の有効成分そのものに対する特許が切れた後に、他の製薬会社が同じ有効成分で製造・供給する後発医薬品。
嗜眠 （しみん）	意識障害（意識混濁）の程度の1つ。常に睡眠状態に陥っている状態。おもに高熱、重病などのときにみられる。
ジャパンコーマスケール（Japan Coma Scale）	日本で最も普及している意識障害の評価方法。脳血管障害や頭部外傷の急性期にある意識障害患者の意識レベルの評価を行うことができ、緊急時に用いられる。
終末期 （ターミナル期）	病気や障害の進行を防ぐ手立てがなくなり、予想される余命が3か月以内程度であるとされる時期。
心胸比	胸部レントゲンで、胸郭（胸）で最も幅の広い部分の長さと、心陰影（心臓）の最も幅のある部分の長さの比のこと。
スタンダードプリコーション	患者と医療従事者を、病院や介護施設などで起きる感染事故の危険から守るために採られる、標準感染予防策のこと。CDC（米国疾病管理予防センター）が推奨している。
ステルベン	死亡すること。ドイツ語のSterbenに由来する。「ステる」などともいう。
生物発光法 （ATP法）	生物の細胞内に存在するATP（アデノシン三リン酸）を、酵素などと組み合わせて発光させ、その発光量を測定する。
セデーション（Sedation）	鎮静・鎮静剤を投与すること。患者の苦痛を取り除くために、鎮静剤を投与し、患者の意識レベルを意図的に低下させること。
続発性	ある疾患に罹ったときに、その疾患に関連して発生する病気や症状のこと。「二次性」ともいう。対義語は「原発性」。

た・な・は行

治験	新薬を開発する場合、医薬品医療機器等法上の承認を得るために行われる臨床試験。
トリアージ	災害医療の現場で、限られた医療資源を最大限に活用するため、負傷者を傷病の緊急性・重症度に応じて分類し、治療の優先順位を決めること。フランス語のTriageに由来する。

ドレナージ	体内の余分な水分・血液などを体外に排出、排液させる処置のこと。英語のDrainageに由来する。
二次救急	一般病棟への入院を必要とする患者への処置を行う医療機関、また、そこで行われる治療のこと。
バイタルサイン (Vital Signs)	脈拍・呼吸・血圧・体温の4つをさし、患者の生命に関する最も基本的な情報である。バイタルと略されることも多い。
バギング (Bagging)	人工呼吸の方法の1つ。用手換気ともいう。バッグバルブマスクを利用して空気を送る方法である。
Vライン	静脈からとるラインのこと。Vは静脈をあらわす英語、Venousに由来する。
プライマリケア	「初期の」「最初の」という意味で、病気やケガなどをしたときに最初に受ける医療のこと。初期診療ともいわれる。

ま・や・ら行

ミエログラフィー	くも膜下腔に造影剤を注入したうえで、X線で撮影し、脊髄や神経根の形状を検査する方法。脊髄造影ともいう。
ムンテラ	「病状説明」のこと。ドイツ語のMund「口」+Therapie「治療」を組み合わせたもの。
陽子線治療	がんに対して用いる放射線治療の一種。一般の放射線治療で使うX線やガンマ線の代わりに、陽子線を使って行う治療。
ルート	(点滴の)管のこと。薬剤を経管で注入する意味でも使う。ラインと同義。

欧文

CRC (Clinical Research Cordinator)	「治験コーディネーター」のこと。治験を実施している医療機関で、被験者・医師・製薬会社間の調整を行い、治験が適正に行われているかチェックしながら、データ集計を行う。
CRF (Clinical Report Form)	「症例報告書」を意味する略語。臨床試験を行った際の患者の検査データや情報を、治験依頼者（製薬会社など）に報告するための記録である。CRF（Case Report Form）ともいう。
DEC (Decubitus)	褥創（じょくそう）、床ずれのこと。ドイツ語のDecubitusより、「デクビ」ということもある。
DNR (Do Not Resuscitate)	「心肺蘇生を行わないで」という意思表示のこと。これは、治療拒否を意味するわけではなく、「心肺停止後の無理・無駄な蘇生だけを拒否する」という意味。
Dx	診療録・薬歴・看護記録などを記す際に使用される、「診断」を意味する略語。英語のDiagnosisに由来している。

EBM（Evidence-Based Medicine）	「科学的根拠に基づく医療」のこと。医療行為を医師の裁量に委ねるのではなく、臨床研究の成果を思慮深く適用することを求めるという考え方。
FH（Family History）	「家族歴」のこと。遺伝性疾患や感染症等で、適切な治療方針を立てるために重要。
IM	「筋肉注射」（Intramuscular injection）を意味する略語。
IV	「静脈注射」（Intravenous injection）を意味する略語。
MR（Medical Representative）	「医薬情報担当者」ともいわれる。医薬品の適正使用のため、医療従事者を訪問し、医薬品の品質・有効性・安全性などに関する情報の提供、収集、伝達をおもな業務として行う。
NAD	「検査異常なし」（Nothing Abnormal Detected）を意味する略語。
OC（Onset and Course）	「現病歴」を意味する略語。患者の現在かかっている病気の情報をまとめたもの。
PH（Past History）	「既往歴」を意味する略語。現在の病状の把握や、治療方針の決定などに大きく影響する。
QOL（Quality Of Life）	「生活の質」を意味する。患者が治療中から治療後までを通して「充実感や満足感をもって生活を送ることができているか」ということを尺度としてとらえる概念のこと。
Rx	「処方」を意味する略語。Rpとも記す。英語のRecipeに由来しているとされる。
ST	「皮下注射」（subcutaneous injection）を意味する略語。
sol	「溶液」を意味する略語。英語のSolutionに由来する。
Sx	「症状」を意味する略語。英語のSymptomsに由来する。
TD（Tage Dosen）	処方された薬を服薬する日数のこと。
u/a	「検尿」を意味する略語。英語のUrinalysisに由来する。
WNL（Within Nomal Limits）	「正常範囲」を意味する略語。血液検査や、心電図、超音波検査などの判定の際にも用いられる。

おもな検査方法

アインラーフ	「注腸造影検査」を意味する。硫酸バリウムを服用したうえで撮影を行い、大腸疾患の有無を確認する検査方法のこと。
アルトログラフィー（関節造影検査）	関節造影法、関節造影検査。関節内に造影剤や空気を入れ、レントゲン撮影やCT撮影を行う検査のこと。通常のレントゲン撮影では映らない関節腔の形状が明らかになる。おもに膝関節や、肩関節の観察に用いられる。整形外科的造影検査の1つ。
冠状動脈造影	心臓近くにある左右の冠状動脈の状態を調べるため、カテーテルを挿入し、造影剤を注入、撮影を行う検査。虚血性心臓病の一種である狭心症や心筋梗塞などの診断と治療のために行われることが多い。
筋電図検査	筋肉の収縮によって生じる電気的活動をとらえることで、運動機能障害の有無を調べる検査。細い針を筋肉に刺して行う針電極法が一般的。
経食道心エコー図検査	超音波（エコー）探触子を付けた管を食道に通して、食道から心臓を検査する方法。
血管造影検査	血管のX線写真を撮影する検査法。
コンピュータ断層撮影（CT）	人体の各断面を走査してコンピュータで映像化する方法。CTスキャンと呼ばれることも多い。X線検査法の1つ。
腎盂造影検査	静脈注射した造影剤が腎より排泄される状態を、X線撮影することで尿路（腎盂・尿管・膀胱）の形状を調べる検査。
心エコー	心臓超音波検査。UCG（Ultrasound Cardio Graphy）と表記する場合もある。
神経根造影	神経根の様子を造影剤で浮かび上がらせ、X線撮影する検査。神経根の圧迫の有無や圧迫の部位を確認するために行う。
脊髄造影	脊髄のくも膜下腔に造影剤を注入して、脊髄、神経根の状態を調べる検査。
大腸内視鏡検	大腸内を内視鏡によって検査し、ポリープ（腺腫）を発見した場合には切除も行う。大腸がんを予防するための処置。CF（Colono Fiberscopy）、大腸ファイバースコープともいう。
注腸造影検査	肛門から硫酸バリウムと空気を造影剤として注入し、大腸のX線撮影を行う検査方法。アインラーフともいう。
デジタルX線撮影法	コンピュータでの画像処理を前提としたX線撮影法。従来のフィルムの代わりにコンピュータに画像を取り込み、画面上で診断できるため、画像の濃度やコントラスト、拡大率を自由に変えることができ、より多くの情報が得られる。
徒手筋力検査	筋力や神経障害の有無、治療やリハビリテーションの効果判定などを知る目的で、医療者の手によって実施される。MMT（Manual Muscle Test）ともいう。
内視鏡的逆行性胆管膵管造影	胆管、膵管の造影検査の1つ。ERCP（Endoscopic Retrograde Cholangiopancreatography）と略される。

さくいん

数字

Ⅰ型コラーゲンC末端テロペプチド〈CTx，ⅠCTP〉 ……… 271
Ⅰ型コラーゲン架橋N-テロペプチド〈NTx〉 ……… 270
Ⅳ型コラーゲン ……… 268
Ⅳ型コラーゲン7S ……… 268

A

ACA（抗セントロメア抗体） ……… 245
ACE（アンジオテンシン変換酵素） ……… 220
AChE（アセチルコリンエステラーゼ） ……… 76
ACP（酸性フォスファターゼ） ……… 168
ACPA（抗シトルリン化ペプチド抗体） ……… 241
ACTH（副腎皮質刺激ホルモン） ……… 203
ADH（抗利尿ホルモン） ……… 204
AFP（α・フェトプロテイン） ……… 274
A/G比（アルブミン/グロブリン比） ……… 64
AG（アニオンギャップ） ……… 189
Alb（血清アルブミン） ……… 62
ALD（アルドラーゼ） ……… 166
ALP（アルカリフォスファターゼ） ……… 72
ALPアイソザイム ……… 161

ALT ……… 66, 67
AMA（抗ミトコンドリア抗体） ……… 247
Amy（アミラーゼ） ……… 163
ANA（抗核抗体） ……… 242
ANP（心房性ナトリウム利尿ペプチド） ……… 231
APTT（活性化部分トロンボプラスチン時間） ……… 56
ASMA（抗平滑筋抗体） ……… 250
AST ……… 66
AT（アンチトロンビン） ……… 145
ATLV（抗ヒトT細胞白血病ウイルス） ……… 291
A型肝炎ウイルス〈HAV〉 ……… 286

B

BCA225 ……… 278
BE（ベース・エクセス） ……… 194
BGP（オステオカルシン） ……… 234
BJP（ベンス・ジョーンズタンパク） ……… 238
BNP（脳性ナトリウム利尿ペプチド） ……… 232
BUN（血中尿素窒素） ……… 83
B型肝炎ウイルス〈HBV〉 ……… 287

C

C-ペプチド ……… 175
CA（カテコールアミン） ……… 221
Ca（カルシウム） ……… 185
CA15-3 ……… 278
CA19-9 ……… 276
CA50 ……… 278
CA125 ……… 278

326

Ccr（クレアチニンクリアランス）
…………………………………… 172
CEA（がん胎児性抗原）……… 273
ChE（コリンエステラーゼ）… 76
CK, CPK（クレアチンキナーゼ）
…………………………………… 70
CK（CPK）アイソザイム……… 160
Cl（クロール）………………… 96
CMV（サイトメガロウイルス）
…………………………………… 293
Cp（セルロプラスミン）……… 157
Cr（クレアチニン）…………… 85
CRP（C反応性タンパク）…… 98
CT（カルシトニン）…………… 215
CTx, Ⅰ CTP（Ⅰ型コラーゲンC末
端テロペプチド）………… 271
CYFRA21-1 …………………… 277
C型肝炎ウイルス〈HCV〉…… 288
C反応性タンパク〈CRP〉…… 98

D

D-Pyr, Dpd（尿中デオキシピリ
ジノリン）………………… 272
D-ダイマー……………………… 59
DHEA（デヒドロエピアンドロ
ステロン）………………… 217
DHEA-S（デヒドロエピアンドロス
テロンサルフェート）……… 217
DIC（播種性血管内凝固症候群）
…………………………………… 58
DLST（薬剤によるリンパ球刺激
試験）……………………… 258
DUPAN-2 ……………………… 277

E

E 2（エストラジオール）……… 224
E 3（エストリオール）………… 224
EBウイルス抗体〈EBV抗体〉… 292
EBV抗体（EBウイルス抗体）… 292
EDTA依存性偽性血小板減少… 53

eGFR（推算糸球体濾過量）…… 87
EPO（エリスロポエチン）…… 259
E型肝炎ウイルス〈HEV〉……… 289

F

FA（葉酸）……………………… 196
FDP（フィブリン／フィブリノゲン
分解産物）………………… 58
Fe（血清鉄）…………………… 182
FLC κ/λ比（免疫グロブリン遊離
L鎖κ/λ比）……………… 235
FSH（卵胞刺激ホルモン）…… 201
FT3（遊離トリヨードサイロニン）
…………………………………… 206
FT4（遊離サイロキシン）……… 206

G

G-CSF（顆粒球コロニー刺激因子）
…………………………………… 260
GH（成長ホルモン）…………… 198

H

H-FABP（心臓型脂肪酸結合
タンパク）………………… 156
HA（ヒアルロン酸）…………… 269
HAV（A型肝炎ウイルス）……… 286
Hb（ヘモグロビン）…………… 48
HbA1c（グリコヘモグロビン）… 90
HBV（B型肝炎ウイルス）…… 287
HCG（ヒト絨毛性ゴナドトロピン）
…………………………………… 227
HCG定性（妊娠反応、尿中HCG）
…………………………………… 228
HCO3⁻濃度（重炭酸イオン濃度）
…………………………………… 193
HCV（C型肝炎ウイルス）…… 288
HDLコレステロール〈HDL-C〉
……………………………… 80, 81
HDL-C（HDLコレステロール）
……………………………… 80, 81

ふろく

さくいん

327

HEV（E型肝炎ウイルス）……… 289
HIV（ヒト免疫不全ウイルス）… 290
Hp（ハプトグロビン）………… 158
hs-CRP（高感度CRP）………… 99
Ht（ヘマトクリット）………… 49
HVA（ホモバニリン酸）……… 222

I

IC（免疫複合体）……………… 251
ICG試験（インドシアニングリーン
　テスト）……………………… 197
IDDM（インスリン依存性糖尿病）
　………………………………… 177
IEP（免疫電気泳動）………… 153
IFN（インターフェロン）…… 261
IgA（免疫グロブリン）……… 236
IgD（免疫グロブリン）……… 236
IgE（免疫グロブリン）……… 236
IgG（免疫グロブリン）……… 236
IgM（免疫グロブリン）……… 236
IL-2R（インターロイキン2
　レセプター）………………… 261
IL-6（インターロイキン6）… 260
IPF（網血小板率／幼若血小板比率）
　………………………………… 143
i-PTH（副甲状腺ホルモン
　インタクト）………………… 213
IRG（グルカゴン）…………… 230
IRI（インスリン）…………… 174

K

K（カリウム）………………… 94
KL-6（シアル化糖鎖抗原KL-6）
　………………………………… 266

L

LA, LAC（ループスアンチコアグラ
　ント）………………………… 249
LAP（ロイシンアミノペプチダー
　ゼ）…………………………… 162

LD, LDH（乳酸脱水素酵素）… 68
LD（LDH）アイソザイム……… 159
LDL-C（LDLコレステロール）
　…………………………… 80, 81
LDLコレステロール〈LDL-C〉
　…………………………… 80, 81
LH（黄体形成ホルモン）……… 200
Lp（a）（リポタンパク（a））…… 181

M

Mg（マグネシウム）………… 187
MMP-3（マトリックスメタロプロ
　ティナーゼ-3）……………… 241
MPO-ANCA, p-ANCA（抗好中球細
　胞質ミエロペルオキシダーゼ抗体）
　………………………………… 246
Mタンパク血症……………… 152

N

Na（ナトリウム）…………… 92
NCC-ST-439 ………………… 278
NH3（アンモニア）…………… 169
NSE ………………………… 277
NT-proBNP（脳性ナトリウム利尿ペ
　プチド前駆体N端フラグメント）
　………………………………… 233
NTx（I型コラーゲン架橋N-テロペ
　プチド）……………………… 270

O/P

OT（オキシトシン）………… 205
P（リン）……………………… 186
P-Ⅲ-P（プロコラーゲンⅢ
　ペプチド）…………………… 269
P4（プロゲステロン
　（黄体ホルモン））…………… 225
PA（プレアルブミン）……… 153
PaCO2（動脈血CO2分圧）…… 191
PAIgG（抗血小板自己抗体）
　………………………………… 249

PaO₂（動脈血O₂分圧）……… 192
PC（プロテインC）…………… 147
PG（ペプシノゲン）Ⅰ／Ⅱ …… 167
PIC（α₂プラスミンインヒビター・プラスミン複合体）………… 150
PIVKA-Ⅱ ……………………… 275
Plg（プラスミノゲン）………… 148
Plt（血小板数）…………………… 52
PR₃-ANCA, c-ANCA（細胞質性抗好中球細胞質抗体）………… 247
PRL（プロラクチン）………… 202
ProGRP……………………………… 277
PSA ……………………………… 278
PT（プロトロンビン時間）…… 54
PTH-HS（高感度副甲状腺ホルモン）……………………… 214
PTHrP-intact（副甲状腺ホルモン関連タンパクインタクト）…… 214
PYD, Pyr（尿中ピリジノリン）… 272

R

RBC（赤血球数）………………… 46
RF（リウマチ因子）…………… 241

S

SaO₂（動脈血酸素飽和度）…… 194
SCC ……………………………… 277
SFMC（可溶性フィブリンモノマー複合体）………………… 145
SLX……………………………… 277
SP-A（サーファクタントプロテインA）………………… 267
SP-D（サーファクタントプロテインD）………………… 267
SpO₂（経皮的動脈血酸素飽和度）… 194
STN ……………………………… 277

T

t-PA（組織プラスミノゲンアクチベータ）………………………… 147

T₃（トリヨードサイロニン）
……………………………………… 206
T₄（サイロキシン）…………… 206
TAT（トロンビン・アンチトロンビン複合体）………………… 146
TG（トリグリセリド）………… 179
Tg（サイログロブリン）……… 208
TgAb（抗サイログロブリン抗体）
……………………………………… 209
TIBC（総鉄結合能）…………… 183
TM（トロンボモジュリン）…… 146
TP（血清総タンパク）………… 60
TPO（トロンボポエチン）…… 260
TPOAb（抗甲状腺ペルオキシダーゼ抗体）………………… 210
TRAb（甲状腺刺激ホルモンレセプター抗体）………………… 211
TSAb（甲状腺刺激抗体）…… 212
TSH（甲状腺刺激ホルモン）
……………………………………… 199
TTR（トランスサイレチン）
……………………………………… 153
T細胞・B細胞百分率 ………… 256

U

UA（血清尿酸）…………………… 82
UIBC（不飽和鉄結合能）……… 183

V

VMA（バニリルマンデル酸）
……………………………………… 223
VZV（水痘・帯状疱疹ウイルス抗体）
……………………………………… 295

W/Z

WBC（白血球数）………………… 42
Zn（亜鉛）………………………… 188

α・β・γ

α2-PI（α2-プラスミンインヒビター）･････････････････ 149
α2-プラスミンインヒビター〈α2-PI〉･･･････････････････ 149
α2プラスミンインヒビター・プラスミン複合体〈PIC〉･･････････ 150
α・フェトプロテイン〈AFP〉 ･･･ 274
β2-m（β2-ミクログロブリン）
･･･････････････････････････････ 171
β2-ミクログロブリン〈β2-m〉･･ 171
γ-GT（γ-GTP）･･･････････････ 74
γ-GTP（γ-GT）･･･････････････ 74
γ-Sm ･････････････････････････ 278

あ

亜鉛〈Zn〉 ････････････････････ 188
亜硝酸塩（尿細菌検査）･･･････ 109
アセチルコリンエステラーゼ〈AChE〉 ･･･････････････････ 76
アニオンギャップ〈AG〉 ･･･････ 189
アポリポタンパク ･･････････････ 180
アミラーゼ〈Amy〉 ･･･････････ 163
アミラーゼアイソザイム･････････ 163
アルカリフォスファターゼ〈ALP〉
･･･････････････････････････････ 72
アルドラーゼ〈ALD〉 ･･････････ 166
アルブミン/グロブリン比〈A/G比〉
･･･････････････････････････････ 64
アンジオテンシン変換酵素〈ACE〉
･･････････････････････････････ 220
アンチトロンビン〈AT〉 ･･･････ 145
アンモニア〈NH〉 ･････････････ 169

い

遺伝子検査･･･････････････････ 281
インスリノーマ･････････････ 174,175
インスリン〈IRI〉 ･････････････ 174
インスリン依存性糖尿病〈IDDM〉
･･････････････････････････････ 177
インターフェロン〈IFN〉 ･･･････ 261
インターロイキン2レセプター〈IL-2R〉 ･････････････････････ 261
インターロイキン6〈IL-6〉 ････ 260
インドシアニングリーンテスト（ICG試験）･････････････････ 197

え

エストラジオール〈E2〉 ･･･････ 224
エストリオール〈E3〉 ･････････ 224
エストロゲン（卵胞ホルモン）
･･････････････････････････････ 224
エラスターゼ（エラスターゼ1）
･････････････････････ 165, 277
エリスロポエチン〈EPO〉 ･････ 259

お

黄体形成ホルモン〈LH〉 ･･････ 200
黄体ホルモン（プロゲステロン）〈P4〉 ･･････････････････････ 225
黄疸･･･････････････････････････ 78
オキシトシン〈OT〉 ･･･････････ 205
オステオカルシン〈BGP〉 ･････ 234

か

ガストリン･･･････････････････ 229
活性化部分トロンボプラスチン時間〈APTT〉 ･･････････････････ 56
カテコールアミン〈CA〉 ･･･････ 221
可溶性フィブリンモノマー複合体〈SFMC〉･･･････････････････ 145
カリウム〈K〉 ･････････････････ 94

顆粒球コロニー刺激因子〈G-CSF〉
....260

カルシウム〈Ca〉.....................185
カルシトニン〈CT〉...................215
関節液......................................280
間接ビリルビン...................78, 79
感染対策....................................16
がん胎児性抗原〈CEA〉.........273

き

基準範囲....................................30
偽性コリンエステラーゼ.........76
胸腔穿刺....................................27
胸水..................................27, 280
巨赤芽球性貧血........................47
筋ジストロフィー.....................85

く

空腹時血糖値............................89
クームス試験（抗グロブリン試験）
....265
クリオグロブリン...................238
グリコアルブミン...................173
グリコヘモグロビン〈HbA1c〉... 90
グルカゴン〈IRG〉...................230
クレアチニン〈Cr〉..................85
クレアチニンクリアランス〈Ccr〉
....172
クレアチンキナーゼ〈CK, CPK〉
....70
クロール〈Cl〉..........................96

け

経皮的動脈血酸素飽和度〈SpO2〉
....194
血液型検査..............................262
血液交差試験（交差適合試験）
....263
血小板数〈Plt〉..........................52

血清アルブミン〈Alb〉.............62
血清総タンパク〈TP〉...............60
血清タンパク分画...................152
血清鉄〈Fe〉.............................182
血清尿酸〈UA〉..........................82
血中尿素窒素〈BUN〉...............83
血糖..88
血友病......................................56
検体の保存..............................21
顕微鏡的血尿..........................106

こ

抗AChR抗体（抗アセチルコリン受
容体抗体）.........................251
抗ARS抗体..............................246
抗CL-β2-GPI抗体（抗カルジオリ
ピン-β2-グリコプロテインI複
合体抗体）.........................248
抗DNA抗体..............................243
抗ds-DNA IgG抗体.................243
抗GAD抗体..............................177
抗Jo-1抗体..............................245
抗p53抗体...............................278
抗RNP抗体..............................244
抗Scl-70抗体..........................245
抗Sm抗体................................243
抗SS-A/Ro抗体.......................244
抗SS-B/La抗体.......................244
抗ss-DNA IgG抗体.................243
高TG血症................................179
抗アセチルコリン受容体抗体
（抗AChR抗体）...................251
抗核抗体〈ANA〉......................242
高カリウム血症...............94, 95
抗カルジオリピン-β2-グリコプ
ロテインI複合体抗体（抗CL-β
2-GPI抗体）.......................248
抗カルジオリピン抗体
（抗リン脂質抗体）.............248

331

高感度CRP〈hs-CRP〉 ……… 99
高感度副甲状腺ホルモン
　〈PTH-HS〉…………………… 214
抗凝固剤 ………………………… 18
抗グロブリン試験（クームス試験）
　………………………………… 265
抗血小板自己抗体〈PAIgG〉
　………………………………… 249
抗甲状腺ペルオキシダーゼ抗体
　〈TPOAb〉…………………… 210
抗好中球細胞質ミエロペルオキ
　シダーゼ抗体〈MPO-ANCA,
　p-ANCA〉 …………………… 246
抗サイログロブリン抗体〈TgAb〉
　………………………………… 209
交差適合試験（血液交差試験）
　………………………………… 263
抗シトルリン化ペプチド抗体
　〈ACPA〉 …………………… 241
甲状腺刺激抗体〈TSAb〉…… 212
甲状腺刺激ホルモン〈TSH〉
　（サイロトロピン）…………… 199
甲状腺刺激ホルモンレセプター
　抗体〈TRAb〉………………… 211
甲状腺ホルモン………………… 206
抗セントロメア抗体〈ACA〉
　………………………………… 245
高ナトリウム血症……………… 92
高尿酸血症……………………… 82
コバラミン（ビタミンB12）…… 195
高比重尿（濃縮尿）…………… 102
抗ヒトT細胞白血病ウイルス
　〈ATLV〉……………………… 291
抗平滑筋抗体〈ASMA〉 …… 250
抗壁細胞抗体（抗胃壁細胞抗体）
　………………………………… 250
抗ミトコンドリア抗体〈AMA〉
　………………………………… 247
抗利尿ホルモン〈ADH〉（バソプレシ
　ン）…………………………… 204

コリンエステラーゼ〈ChE〉
　………………………………… 76
抗リン脂質抗体（抗カルジオリピン
　抗体）………………………… 248
コルチゾール…………………… 216

さ

サーファクタントプロテインA
　〈SP-A〉……………………… 267
サーファクタントプロテインD
　〈SP-D〉……………………… 267
細菌検査………………………… 297
採血管…………………………… 18
再生不良性貧血…………… 47, 142
サイトメガロウイルス〈CMV〉
　………………………………… 293
細胞質性好中球細胞質抗体
　〈PR3-ANCA、c-ANCA〉…… 247
サイロキシン〈T4〉…………… 206
サイログロブリン〈Tg〉 …… 208
酸性フォスファターゼ〈ACP〉
　………………………………… 168

し

シアル化糖鎖抗原KL-6〈KL-6〉
　………………………………… 266
糸球体性タンパク尿…………… 105
シスタチンC…………………… 170
失血性貧血……………………… 47
重炭酸イオン濃度〈HCO3⁻濃度〉
　………………………………… 193
静脈血採血……………………… 10
シリンジ採血……………… 14, 20
真空採血……………………… 11, 20
腎性糖尿………………………… 104
心臓型脂肪酸結合タンパク
　〈H-FABP〉…………………… 156
迅速検査法……………………… 285
心房性ナトリウム利尿ペプチド
　〈ANP〉……………………… 231

す

髄液 …………………………… 27, 280
推算糸球体濾過量〈eGFR〉
　………………………………… 87
随時血糖値 …………………… 89
水痘・帯状疱疹ウイルス抗体〈VZV〉
　……………………………… 295

せ

成長ホルモン〈GH〉 ………… 198
赤血球形態 …………………… 144
赤血球指数 …………………… 50
赤血球数〈RBC〉 …………… 46
セルロプラスミン〈Cp〉 ……… 157
穿刺液 ………………………… 27
先端巨大症 …………………… 85

そ

総コレステロール …………… 80
総鉄結合能〈TIBC〉 ………… 183
総ビリルビン ………………… 78
続発性貧血（2次性貧血）
　……………………………… 47
組織プラスミノゲンアクチベータ
　〈t-PA〉 …………………… 147

た・ち・つ

多尿 …………………………… 100
ダンピング症候群 …………… 89
直接ビリルビン ……………… 78

て

低カリウム血症 ………… 94, 95
低ナトリウム血症 …………… 92
低比重尿（希釈尿） ………… 102
テストステロン ……………… 226
鉄欠乏性貧血 ………………… 47
デヒドロエピアンドロステロン
　〈DHEA〉 ………………… 217

デヒドロエピアンドロステロンサル
　フエート〈DHEA-S〉 ……… 217
転倒混和 ……………………… 15

と

同定検査 ……………………… 298
糖尿病 ………………………… 104
動脈血CO_2分圧〈$PaCO_2$〉 …… 191
動脈血O_2分圧〈PaO_2〉 …… 192
動脈血pH …………………… 190
動脈血採血 …………………… 17
動脈血酸素飽和度〈SaO_2〉 … 194
トータルPSA比 ……………… 278
塗抹検査 ……………………… 299
トランスサイレチン〈TTR〉
　……………………………… 153
トリグリセリド〈TG〉 ………… 179
トリヨードサイロニン〈T_3〉
　……………………………… 206
トロポニンI/トロポニンT …… 155
トロンビン・アンチトロンビン
　複合体〈TAT〉 ……………… 146
トロンボポエチン〈TPO〉 …… 260
トロンボモジュリン〈TM〉 …… 146

な・に

ナトリウム〈Na〉 …………… 92
肉眼的血尿 …………………… 106
二次性糖尿 …………………… 104
乳酸 …………………………… 178
乳酸アシドーシス …………… 178
乳酸脱水素酵素〈LD, LDH〉 … 68
尿pH ………………………… 103
尿検体 ………………………… 24
尿細管性タンパク尿 ………… 105
尿細菌検査（亜硝酸塩） …… 109
尿潜血反応 …………………… 106
尿タンパク …………………… 105
尿中HCG（妊娠反応、HCG定性）
　……………………………… 228

尿中デオキシピリジノリン
〈D-Pyr, Dpd〉 ················· 272
尿中ピリジノリン〈PYD, Pyr〉
··························· 272
尿沈渣 ································· 110
尿糖 ································· 104
尿の外観 ······························ 101
尿比重 ································· 102
尿量 ································· 100
妊娠反応（尿中HCG, HCG定性）
··························· 228

の

脳性ナトリウム利尿ペプチド
〈BNP〉 ························ 232
脳性ナトリウム利尿ペプチド前駆体
N端フラグメント〈NT-proBNP〉
··························· 233

は

播種性血管内凝固症候群〈DIC〉
····························· 58
白血球数〈WBC〉 ················ 42
白血球像（分画） ·················· 44
白血球反応 ························· 108
パニック値 ···················· 32, 34
バニリルマンデル酸〈VMA〉
··························· 223
ハプトグロビン〈Hp〉 ·········· 158

ひ

ヒアルロン酸〈HA〉 ············· 269
微生物学的検査 ····················· 26
ビタミンB12（コバラミン） ······ 195
ヒト絨毛性ゴナドトロピン〈HCG〉
··························· 227
ヒト免疫不全ウイルス〈HIV〉
··························· 290

ふ

フィブリノゲン ······················ 57
フィブリン／フィブリノゲン
分解産物〈FDP〉 ············· 58
フェリチン ························· 184
腹腔穿刺 ······················ 28, 280
副甲状腺ホルモンインタクト
〈i-PTH〉 ······················ 213
副甲状腺ホルモン関連タンパクイン
タクト〈PTHrP-intact〉 ······ 214
副腎性男性ホルモン ················ 217
副腎皮質刺激ホルモン〈ACTH〉
··························· 203
腹水 ························· 28, 280
不規則性抗体 ······················ 264
ブドウ糖負荷2時間値 ············· 89
ブドウ糖負荷試験 ·················· 176
不飽和鉄結合能〈UIBC〉 ········ 183
プラスミノゲン〈Plg〉 ·········· 148
フリーPSA ························· 278
プレアルブミン〈PA〉 ·········· 153
プロゲステロン（黄体ホルモン）
〈P4〉 ························· 225
プロコラーゲンⅢペプチド
〈P-Ⅲ-P〉 ······················ 269
プロテインC〈PC〉 ·············· 147
プロトロンビン時間〈PT〉 ······ 54
プロラクチン〈PRL〉 ············ 202
糞便検査 ····························· 26

へ

ペプシノゲン〈PG〉Ⅰ／Ⅱ ······ 167
ヘマトクリット〈Ht〉 ············· 49
ヘモグロビン〈Hb〉 ············· 48
ベンス・ジョーンズタンパク〈BJP〉
··························· 238
便潜血反応 ·················· 26, 111
便中ヒトヘモグロビン ············· 111
便虫卵検査 ························· 26

ほ

乏尿……………………………… 100
補体……………………………… 239
ホモバニリン酸〈HVA〉 ……… 222

ま

マグネシウム〈Mg〉…………… 187
麻疹ウイルス抗体……………… 296
マトリックスメタロプロティナーゼ
-3〈MMP-3〉　　……………241

み

ミオグロビン…………………… 154
ミオシン軽鎖…………………… 154

む

無尿……………………………… 100
ムンプスウイルス抗体………… 294

め

免疫グロブリン………………… 236
免疫グロブリン遊離L鎖κ/λ比
〈FLC κ/λ比〉……………… 235
免疫電気泳動〈IEP〉………… 153
免疫複合体〈IC〉……………… 251

も

網血小板率／幼若血小板比率〈IPF〉
……………………………… 143
毛細血管採血…………………… 17
網赤血球数……………………… 142

や

薬剤（抗菌薬）感受性検査 …… 300
薬剤によるリンパ球刺激試験
〈DLST〉……………………… 258

ゆ

遊離サイロキシン〈FT4〉……… 206

遊離トリヨードサイロニン〈FT3〉
……………………………… 206

よ

溶血性貧血………………… 47, 142
葉酸〈FA〉……………………… 196
腰椎穿刺………………………… 27
翼状針採血……………………… 15

ら

卵胞刺激ホルモン〈FSH〉 …… 201
卵胞ホルモン（エストロゲン）
……………………………… 224

り

リウマチ因子〈RF〉（リウマトイド
因子）………………………… 241
リパーゼ………………………… 164
リポタンパク（a）〈Lp（a）〉…… 181
リン〈P〉………………………… 186
リンパ球サブセットCD3・CD4・
CD8 ………………………… 257

る・れ・ろ

ループスアンチコアグラント
〈LA, LAC〉………………… 249
レニン／アルドステロン……… 218
ロイシンアミノペプチダーゼ
〈LAP〉………………………… 162

ふろく

さくいん

335

●監修者

西崎　統（にしざき　おさむ）
1942 年兵庫県生まれ。1967 年大阪医科大学卒業。内科学会認定内科専門医第 1 回合格。現在、西崎クリニック院長、聖路加国際病院人間ドック科顧問。専攻は一般内科・予防医学。
主な著書・監修書に『看護に役立つ検査値の読み方・考え方』（総合医学社）、『健康診断　気になる数値の見方』（主婦と生活社）、『中性脂肪』（PHP 研究所）、『早引き薬事典』『ナースのためのからだのしくみ Q ＆ A』『早引き検査値・数式事典』（ナツメ社）などがある。

●執筆（第 1 章：パニック値　第 2 章：症例別ポイント）

村上純子（むらかみ　じゅんこ）
1983 年日本大学大学院医学専攻課程修了。医学博士。日本大学医学部第一内科助手、日本大学医学部臨床病理学（現臨床検査医学）教室助手、同講師、駿河台日本大学病院輸血室長、聖母大学看護学部専門基礎分野教授を経て、現在、埼玉協同病院臨床検査科部長。内科認定医、臨床検査専門医、輸血専門医、血液専門医・指導医。共著書に『検査値の読み方・考え方〈ポケットブック〉』（総合医学社）などがある。

本書に関するお問い合わせは、書名・発行日・該当ページを明記の上、下記のいずれかの方法にてお送りください。電話でのお問い合わせはお受けしておりません。
・ナツメ社 web サイトの問い合わせフォーム
　https://www.natsume.co.jp/contact
・FAX（03-3291-1305）
・郵送（下記、ナツメ出版企画株式会社宛て）
なお、回答までに日にちをいただく場合があります。正誤のお問い合わせ以外の書籍内容に関する解説・個別の相談は行っておりません。あらかじめご了承ください。

現場（げんば）ですぐに役立（やくだ）つ
検査値（けんさち）の読（よ）み方（かた）

2018 年 4 月 5 日	初版発行
2024 年 9 月 1 日	第 10 刷発行

監修者	西崎　統（にしざき　おさむ）	Nishizaki Osamu, 2018
発行者	田村正隆	
発行所	株式会社ナツメ社	
	東京都千代田区神田神保町 1-52 ナツメ社ビル 1F（〒 101-0051）	
	電話　03（3291）1257（代表）　　FAX　03（3291）5761	
	振替　00130-1-58661	
制　作	ナツメ出版企画株式会社	
	東京都千代田区神田神保町 1-52 ナツメ社ビル 3F（〒 101-0051）	
	電話　03（3295）3921（代表）	
印刷所	ラン印刷社	

ISBN978 - 4 - 8163 - 6422 - 8　　　　　　　　　　　　　Printed in Japan
〈定価はカバーに表示してあります〉〈落丁・乱丁本はお取り替えします〉

ナツメ社Webサイト
https://www.natsume.co.jp
書籍の最新情報（正誤情報を含む）は
ナツメ社Webサイトをご覧ください。